出版说明

　　中医药是一个伟大宝库，其内容博大精深。在知识爆炸年代，每天发表的中医文章数以十计，甚至百计，长年累月，数量巨大。面对浩如烟海、良莠不齐的中医论文，努力发掘被湮没的好文，及时发现新推出的佳作，分门别类，酌加按语，把它们推介给读者，显然是一项重要的、有价值的工作，有助于推动中医学术经验的传承。

　　《中医好文选》以中医临床医生为主要读者对象，兼顾其他相关人员，以提高其综合素养为宗旨。内容以高质量，贴近读者需要为准则，涵盖中医专论、基础理论、方药研究、临床各科、各家学说、名医经验、医史文献、气功与养生等方面，并以方药独到应用心得、疾病有效防治经验为重点。每篇好文加简要按语，画龙点睛，提示价值所在。《中医好文选》拟分综合卷和专题专号卷两种，交叉不定期地连续出版。每卷字数控制在10~15万字以内。

　　首次推出的《中医好文选》为综合卷，是在陶御风老师个人微信公众号"岐黄学术好文推送"的内容基础上选编而成。陶老师是上海中医药大学文献研究所资深专家，有着深厚的中医学养和扎实的临床功底，退休后，不计名利，不辞辛苦，以独到的眼光、严谨的态度，遴选、推送中医学术好文，并加精彩点评，为《中医好文选》打下了基础，开了个好头。首卷推出后，我们拟约请若干专家、学者，与陶老师一起组成《中医好文选》遴选小组，专门负责此项工作，以保证之后各卷的顺利推出。希望读者多提宝贵意见和建议，共同把这套杂志书编好，使它成为大家的良师益友。

需要申明，被选入文章的版权属于原著作权人所有。所以，出版前我们会尽力与原作者或其家属联系，以保护他们的权益。如果因沟通途径所限，在出版前未能联系上作者，我们则希望出版后，请原作者及时与我们联系，妥善解决著作权益事宜。此外，转载文章未列参考文献，可参见原刊登杂志。

最后，需要提醒读者，中医治病讲究"辨证论治"。所以，推选文章介绍的经验、方药，不能在没有专业医师指导下就轻率试用，否则将难以保证有效和安全。

中国中医药出版社

2017 年 5 月

目 录

中医好文选

第一辑

陶御风 编选

中国中医药出版社

·北京·

图书在版编目（CIP）数据

中医好文选 / 陶御风编选 .—北京：中国中医药出版社，2017.8

ISBN 978-7-5132-4321-6

Ⅰ.①中…　Ⅱ.①陶…　Ⅲ.①中医学—文集

Ⅳ.① R2-53

中国版本图书馆 CIP 数据核字（2017）第 158440 号

中国中医药出版社出版

北京市朝阳区北三环东路 28 号易亨大厦 16 层

邮政编码　100013

传真　010 64405750

保定市中画美凯印刷有限公司印刷

各地新华书店经销

开本 880×1230　1/32　印张 9.25　字数 206 千字

2017 年 8 月第 1 版　2017 年 8 月第 1 次印刷

书号　ISBN 978 - 7 - 5132 - 4321 - 6

定价　39.00 元

网址　www.cptcm.com

社长热线　010-64405720

购书热线　010-89535836

侵权打假　010-64405753

微信服务号　zgzyycbs

微商城网址　https://kdt.im/LIdUGr

官方微博　http://e.weibo.com/cptcm

天猫旗舰店网址　https://zgzyycbs.tmall.com

如有印装质量问题请与本社出版部联系（010 64405510）

一家言

走出中医看中医

黄龙祥（中国中医科学院针灸研究所）

●

编者按：

黄龙祥（1959—），中医知名学者，主要从事针灸理论研究。

这是一篇深度好文。认识中医自我，揭示中西医差异特征，讨论中医如何发展，讲得具体、实在，又都在点子上。更难能可贵的是文章表述方式。作者显然经过精心设计，时不时结合恰当例子，把自己的深刻认识，透彻、准确、清晰地表述出来，令人叫绝。文章常有结论性警句呈现，使人开窍。如果你是位中医，又有点悟性，读了就知道该朝哪方面下工夫了。

●

"取消中医"的网络风波已成为我们无法绕过的话题。如何认识中医？如何发展中医？社会要求我们中医药工作者做出回答。我在这里尝试谈谈自己一些新的想法，算是扔一块有棱有角的石头吧。

一、从危机中寻求生机

大家知道，在历次"取消中医"的思潮中，中医的解剖都首当其冲沦为最猛烈的被攻击点，久而久之，它成为中医自身最不自信的"软肋"。为消除这个危机，中医前辈做了不懈的努力，试图证明中医解剖曾经的辉煌。我一直在寻找一条不同的路径去研究，攀登解剖学的高峰。是否存在着不同的路径？最近在系统考察古代针灸文献过程中，这条我找寻多年的路径越来越清晰地呈现在眼前。

1. 不同的人体观察与表述方法

世界上没有两片完全相同的树叶，同样也没有完全相同的两个人，而西医解剖学总是习惯于用一种标准的骨架去支撑形态各异的个体。活体结构的位置总是在与相邻结构的相对关系中确认，而西医解剖学却试图将这种时刻在运动变化的位置关系，固定在某一瞬间投影到体表，然后再根据这种体表投影去确定内部结构位置。船在走，水在流，以不变应万变，刻舟求剑剑难求。

中西医表面解剖最大的差异表现在对解剖结构的体表定位、内部器官的体表投影表述上，西医解剖采用的是静止的、绝对的人体表面坐标定位，例如：

男性及未生育女性的乳头位于第 4 肋间隙，距前正中线 9～10cm。

心脏的右界，位于第 3、4、5 肋软骨后面，距胸骨右缘约 1.25cm。

——《格氏解剖学》英文版

这里使用静态下的绝对数值，而且精确到微米，看起来十分准确，但实际上并不适用于临床。第一，临床上遇到的病人男女老少都有，形态差异极大，不用试就可知有相当多被检查者的乳头不在前正中线旁 9～10cm 处，相当多病人的心脏右界也不在胸骨右侧缘外 1.25cm 处。第二，临床检查常采用卧位，而上述数值来自立位的测量，本身就难以符合。

同样是测量乳头的距离和心脏的体表投影，中国古代针灸家是如何解决这一难题的呢？一开始也采用与西医解剖学完全相同的方法——人体测量学方法，选择中等高矮胖瘦的对象进行实际测量，可是接下来的第二步，他们便与西医解剖走了一条不同的路。他们不是孤立地测量人体的某些局部，而是测量人体的各部，然后根据实测的数值建立起各部之间的比例关系，例如依据当时的尺度测得两乳头之间的距离为9寸，两肩胛骨喙突间距为12寸，则二者之间的比值为9∶12（即3∶4），此时的"9"与"12"已不再是一个绝对数值的概念，因此也不再需要度量单位了，完成了从测量到折量，从实至虚的转换。不论是不足1米的矮个还是超过2米的高个，不论他们两乳间的实际距离相差多少，都一律定为9个折量寸，因为在他们自身两乳间距与两喙突间距的比值是固定的。这好像中西解剖学尺子上的刻度是相同的，但西医解剖之尺是刚性的，对于所有的测量对象都是不变的；而中医解剖之尺是弹性的，根据测量对象的形体做相应的伸缩。显然，这种相对折量方法比起先进行大样本人群测量，计算出平均值，再用这个平均值去套用所有个体的方法要实用得多，也科学得多。

　　同样是心脏的体表投影，虽然古代针灸家没有像西医解剖那样进行精确的测量，但通过长期的针刺临床实践，同样了解了心脏的体表投影位置。然而，与西医表面解剖明显不同的是，古代中国针灸学清楚地认识到体表脏器的体表投影位置是相对的，而且总结出了非常实用的改变这种相对位置关系的技巧与方法，将原本针刺有危险的区域变为相对安全的区域，以确保临床针刺的有效性与安全性。

| 走出中医看中医

相对性、动态性是古代针灸表面解剖的一个极其鲜明的特征：腧穴的体表定位强调相邻结构相互作用所形成的体表"凹陷"处，而不是绝对的、静止的纵横坐标体表定点。腧穴折量定位都是用"骨度折量系统"相对值的比值概念，或者临时建立的比例关系如"1横指""2横指"，以及相对复杂的局部与整体的比例关系。而西医解剖学的尺度是绝对的、静止的，因此在西医解剖计量定位表述中，看到的几乎都是"cm""mm"这样绝对值的度量单位。中国古人花很大精力去研究局部与整体的比例关系，从人体上有"三庭五眼"的比例关系，数学上有"勾股定理"[1]的发现来看，都不是偶然的，因为中国古人研究每一个事物，总是习惯于将其保留在特定的背景中研究，因而必须研究前景与背景的相互关系。这不仅是中国古代表面解剖的特点，而且是整个中医学，乃至整个中国古代科学的基本特征。

2. 观察的多视角与全过程

相对于中医针灸的表面解剖，西医解剖对于人体活体表面的观察还存在着许多盲区。西医解剖的观察视角与视野多集中于常人常态，而中医的观察则广到不同人的不同状态——常态、非常态、病态。

中医、西医同样观察到手腕尺侧的尺动脉触诊点处的尺动脉搏动很不明显，但中医却比西医多走了一步——发现在妇女妊娠期尺

---

① 勾股定理在古代也被用于针灸比量取穴上。

动脉搏动明显增强。当代任何一家妇产科医院的医生接触孕妇的机会都比几千年前中医大夫多，可是他们至今也没能注意到这个现象，更不用说去探讨这一现象的机理。

相对于中医，西医解剖很不重视静脉的研究，原因主要在于静脉的分布个体差异较大 [①]。中医不仅注意到了静脉分布与形态的个体差异，同时还注意到了静脉形态、色泽变化与疾病之间的相关性，因此十分重视静脉的研究，以指导临床的诊疗实践。特别是，中医还注意到不同年龄间静脉形态的差异，以及这种差异与疾病的关系。例如，耳后静脉在成人很不明显，但在儿童却很明显，年龄越小越明显，而且在小儿高热抽搐时特别明显，因此该静脉就成为古代中医小儿高热抽搐证的最常用的诊脉部位。虽然现代西医也发现小儿的耳后静脉很明显，从而成为小儿采血的常用部位，但至今西医也没有注意到该静脉形态、色泽变化与小儿疾病之间的相关联系，更不可能在该静脉上刺血去治疗相关的病症。

相对西医解剖学而言，中国古代针灸家对于人体表面观察要全面得多，也细致得多。

3. 理论的创新与完善

西医将解剖刀所到之处的人体结构的形态已经研究到了极致，但对于这些"零件"之间各种复杂的相互关系则缺乏了解。内脏器

---

① 这与西医解剖的观念直接相关，传统的解剖学认识当差异大到一定程度之后，就没有研究的意义了。

官病变会在体表一定的部位反映。中国古代针灸家发现：膝下三寸至六寸间的小腿前外侧区域（足三里、上巨虚穴）与胃肠之间的有密切联系，这种联系一方面指当胃肠有病时，经常在这一区域出现病理反应点；另一方面刺激这一区域可以有效治疗胃肠病症。对于这二者之间的关系已经从针刺效应与胃肠疾病的体表病理反应两方面都得到大量的现代临床数据。现代西医临床上冠心病心绞痛常常被误诊为牙痛，以至现在"牙痛"也开始被列入心绞痛的临床表现。然而为什么心脏的病变会以"牙痛"的形式表现出来，这已经超出了现代医学理论解释范畴。可是，中医针灸至少在2000年前就发现了这种关联现象，并有明确的治疗部位与理论解释。

现代医学虽然在临床上也开始注意到了某些内部病症在体表，或者躯体的病变在病灶远隔部位出现一些反应点，并且这些反应点的出现与分布有明显的规律性。例如，神经科发现坐骨神经痛的体表压痛点为：腰椎棘突，或第四、五腰椎中线旁开1.5～2cm处。干性坐骨神经痛压痛点：臀点位于坐骨结节与大粗隆联线的中点，腘窝点在腘窝中央；腓点在腓骨小头之下；踝点在外踝之下。肌压痛以腓肠肌中点最明显。如果熟悉针灸的人一眼就可看出这些点与针灸腧穴完全一致。然而现代医学迄今也没有这样的思路：刺激这些反应点能否治疗病痛？这些反应点局部是否有某些物理、化学的改变，以及这些改变是否与病症的严重程度相关？最后再进一步研究这些反应点与病灶之间的关联规律。这一方面是由于缺乏相关的理论指引——观察渗透着理论；另一方面，现代医学解剖、生理、病理、诊断、治疗分而治之的研究模式也限制了这种理论与思路的产生。

古典针灸解剖与现代西医解剖实际上走了两条不同的路，前者从活体表面出发，后者则从尸体内部出发；西医将机器拆成零件，而中医总是在特定的背景下观察。西医解剖在那些可以拆分研究的方面做到了极致，而那些用拆分的方法无法发现的生命现象正好被中医解剖研究了。多伊恩·法默（J.Doyne Farmer）和贝林（Alettad'A Belin）曾说：生命是时空中的一种模式（pattern），而不是特殊的物质客体。对生命来说，重要的是模式和各种关系的集合，而不是特殊的原子实体；生命的组成部分之间相互依赖。这种相互依赖维持了生物体的统一性。[1] 传统西医解剖学在对人体的实体结构进行数百年的分析研究之后，是不是到了研究各种结构间相互关系的时候了？早已习惯了孤立、静止研究"零件"的传统解剖学，如何迅速转变思路，完成一次大的变革，借鉴中医针灸解剖的思路与方法不失为一条捷径！

4. 中西医解剖学的殊途同归

基于以上分析，可以预测人体解剖学的未来发展趋势：中西解剖沿着两条不同的路径走到了一起。中医精于体表观察，表面解剖学得到很好地发展；西医长于尸体解剖，大体解剖学日趋完美。而进一步，中医要由表及里，西医由里达表，实现表里的统一，双方都需要从对方汲取营养与思路，同时还需要相同的工具支持——影

---

① FarmerD.F，BelinA.d'A.ArtificialLife：theComingEvolution.InArtificialLife，editedbyC.G.Langton，

像学技术与工具。实现了表里统一之后再往前走，就到了"结构与功能的统一"阶段。在这个阶段，可能是传统的西医解剖需要更多地从古典中医针灸解剖中获取研究思路与方法的借鉴，以更快、更好地理清那些被系统研究过的各"零件"间的各种复杂关系以及详细的联系线路，最后再根据这些"线路图"，将这些"零件"组装成一个有机的整体。这时，不仅将实现中西解剖的融合，而且解剖学与生理学也将重新形成一个有机的整体，从而使得解剖学这门医学中最古老、最基础的学科焕发出勃勃生机，对临床实践的指导作用将充分体现，从而掀开医学革命的新篇章！①

二、从经验中总结规律

一般认为中医学属于经验医学，这并不表明中医学没有理论，恰恰相反，中医学不仅有丰富的理论，而且形成了体系，只是这些理论还没有经过严格的实验检验。以下通过一个简单的例子来说明经验、规律、机理三者之间的关系：

假设我们把一盏声控灯装在 2000 年前的古人门廊，情况会怎样呢？

第一个人用力叩门时，灯亮了，反复几次后，他就会形成这样的经验：叩门与灯亮之间有必然的联系。

---

① C.Taylor，J.D.Farmer，S.Rasmussen.SFIStudiesintheSciencesofComplexity，Proc.Vol.
X.RedwoodCity，CA：Addison-Wesley，1991.818，819.

第二个人用力跺脚时，灯亮了，反复几次后，他就会形成这样的经验：跺脚与灯亮之间有必然的联系。

第三个人用力拍手时，灯亮了，反复几次后，他就会形成这样的经验：拍手与灯亮之间有必然的联系。

第四个人……

这样，不同的人通过不同的方式对于这盏声控灯积累了不同的经验。古人不会停留在经验的层面，一般总是会想方设法给他的经验以理论说明，于是有着不同经验的人便提出不同的假说，叩门者提出"叩门学说"，跺脚者提出"跺脚学说"，拍手者提出"拍手学说"。那么连接经验与理论的"规律"呢？要想得出可靠的普遍规律，或者是一个人同时拥有关于观察对象的所有经验，或者是能够继承前人的所有经验，而这在当时学派分立、交流限制的历史背景下，很难提供这样的条件。因此，在中医学中"规律"或者是缺如的，或者是不完整的，或者是不可靠的。因此，古代中医学宝库中最大的价值体现在经验层面，而要有效地显示经验的价值，必须首先解决以下问题：

第一，尽可能全地占有古人对于同一观察对象的不同经验。

这个环节的主要难度在于大量古人的经验由于缺乏理论框架的承载而失落了，或者被深深地埋藏着。特别是当经验和对经验的解释交织时，今人往往会将对同一经验的不同理论解释误解为对不同经验的不同学说。例如以往学术界将古人对人体特定部位间特定联系的不同理论解释"经脉学说""络脉学说""经筋学说"等均当作对不同经验的不同学说。

第二，对于这些不同的经验进行严格的实验检验，去除虚假的经验（包括观察的错误和文献传承的错误），补上古人尚未发现的经验。

这一环节的主要问题在于人们的观念上。中医界的习惯做法总是先入为主地、想方设法地去证实古人经验的有效性，而不是检验它的有效性。

通过了以上两个环节的预处理，这些经验可以重复、可以被科学地评价，可以提供给所有理论研究者（不限于中医界）。可以比较容易地发现、概括出有关声控灯的"规律"——凡在一定距离（范围）内的达到或超过一定分贝值的声响都可以使灯亮。

这时已经从经验层面上升到科学层面，然而这仍然处于较低的水平，还必须进一步研究，进入到"知其所以然"的阶段：寻找到声控开关的位置，搞清电源线的分布，以及开关、电线与灯三者之间的连接方式。这时你才能真正理解声控灯的工作原理，进而对之前总结的"规律"做出如下修正：在声控开关、电源线、灯完好，并且通电的条件下，一定距离（范围）内的达到或超过一定分贝值的声响都可以使灯亮。这时，也只有这时，你才可能进一步研究其他的控制形式、控制条件，从而逐渐形成对一类现象的完整、准确的认识。比如在声控开关上再加上一个光控开关（我们所居住的楼房的楼道里的灯大多采用是这种双控开关），那么在白天光线充足的条件下，无论你发出多大的声响，灯也不会亮。只有当光线暗时，声控开关与光控开关同时接通时，灯才亮。而人体的控制开关的种类与功能比上述简单的电路复杂得多，如果我们不能以前人的经验为向导，具体地搞清楚每一个开关的功能，每一条线路的分布及其与效应器之间的复杂连接方式，就不可能形成对人体的完整、精确的认识，那些被我们解剖下来的"零件"永远也组装不成一个有机的整体，也就无法解释变化多端的临床症状。而前人的经验也只能停留在"或然"的阶段：有时有效，有时无效，对有的人有效，对有的人无效。这个"知其所以然"阶段的研究是传统中医的空白，却是现代医学的主要研究模式。

举这个例子是想说明，认识人体存在着不同的路径，在初始阶段可以走不同的路，但到一定程度之后，两条路径的整合、交融是必然的趋势，是不以人们意志为转移的，无论是中医，还是西医，如果想继续前进，就会逐渐靠近另一条路径——无论是自觉的，还是不自觉的；有意识的，还是无意识的。

从古代中医学来看，在经验、规律、机理三者之间最关键的是"经验"层面，它为现代的研究提供新事实、新思路，是所谓原始性创新的起点，也是今天进行中医基础理论研究的起点。以往人们忽略了这最基础、也最重要的一环，在经验未理清、规律未阐明的情况下，大规模地开展诸如"实质""本质"等机理研究，其结果可想而知。

三、从比较中认识自我

中医要很好地发展，首先要明确中医自身的特点（或优点）是什么？这也是我近年来一直在思考并试图给出明确回答的问题。

通过一次次地深入到中西医这两个不同的医学体系之中一遍遍地考察，发现虽然二者观察的对象都是人，但观察的焦点却不同，西医聚焦于前景，中医聚焦于背景。中西医诊疗上的差异都根源于此。

以摄影为例，如聚焦于前景，效果是前景清晰，背景模糊，突出的是前景物；如聚集于背景，拍出的照片效果则正好相反：背景清晰，前景模糊，突出的是背景物。

再以绘画为例，最终设色的效果取决背景色前景色双重因素，通俗地说，同一种颜色着于不同的背景上，会表现出不同的颜色效果。

机体对于致病因子的反应也同样如此。相同的致病因子（前景）作用于不同的体质和机能状态（背景）可以表现出发病或不发病，或不同程度的发病状态。所谓疾病，实际上是前景与背景相互作用的一种反应，而且这种反应在不同的时空中呈现出不同变化规律，是一种动态的整体效果。因此，只是静止地研究一个作用因素，就不可能正确、完整地认识疾病。

中医特别注重对体质与机能状态这一背景的认识与控制，并着力研究致病因素（前景）在不同体质、不同机能状态下的不同的作用形式与反应规律，特别是针灸，几乎可以说就是一种把握与控制背景的一门学问。而西医主要针对致病因子的一般表现形式与作用规律，很少考虑甚至有意识地去除体质与机能状态这一重要影响因素。

看到这里，熟悉中西医学总体特点的读者可能立刻意识到，以上的差异反映不正是整个中西医学的差异吗？如果更进一步，实际上是整个中国科学与西方科学之间的差异。

Barry J.Marshall 和 J.Robin Warren 教授因发现幽门螺杆菌（HP）与胃炎、消化道溃疡的关系而荣获 2005 诺贝尔生理学和医学奖。他们的结论是：没有 HP，就不会有胃炎、消化道溃疡。然而这个结论反过来并不能成立，即感染 HP 就必然患胃炎或消化道溃疡。因为进一步的研究很快发现：第一，HP 侵及正常人群 40%～60%，大部分受感染者终身无症状。而且在较少使用抗生素的地区，携带 HP 的正常人群更是超过 90%；第二，HP 与某些疾病的关系尚须进一步研究。看来 HP 与胃炎和消化性溃疡的关系仍然像是盲人摸象，只知其一，不知其余。

试以大家非常熟悉的治水的例子来说明中西医治疗传染性疾病的治疗的不同思路。

潮湿、高温的夏天，游泳池的水很容易变质，由于对这一现象的认识不同，存在着两种不同的处理方式：第一种认为水的变质是由于微生物的作用，因而投放直接杀灭相关微生物的杀毒剂处理。这种方法有效但副作用也十分明显——剂量小了不管用，大了对人与环境的危害加剧，这也是近年来夏季游泳池危及人体健康的事件不断增多的直接原因。第二种认为水的变质主要是因为环境的变化所致，处理的方法很简单——增加水的流动性，控制环境的干湿度——中国古人数千年前就懂得"流水不腐"的道理。这种方法以不变应万变，对人与环境完全无害！

正当现代医学为细菌的抗药性所困扰时，发现应用几千年前的中药治疗感染性疾病依然卓然有效。几千年来中医中药治好了传染性疾病，但体外药物分析未见抗菌成分，或虽有但其浓度不足以杀菌，于是中药"虽能治病，但不科学"。为了证明中医的科学，前辈们做了不懈的努力。其实大多中药的作用目标并不是直接针对致病因子，而是通过改变机体的微环境，使致病因子失去生存、繁殖的条件而间接地治疗疾病。不论致病是细菌、病毒，还是某种病毒的什么变种，中医可用相同的处方治疗；同一个处方可以有效治疗不同时代的病毒——这是西医无法理解的！

现代医学在与细菌、病毒的对抗中接连受挫，从而催生了一门新的学科——微生态感染病学。而这门学科的基本理论、基本概念与中医的诊疗思想不谋而合，有些术语简直就像是对中医术语的直接翻译。直到这时，医学界才逐渐理解并认识到中医诊疗思想的合理性与科学性。

正是由于中西医观察人体与疾病的焦点与角度不同，导致了二者在诊疗思路的明显差异：

西医——注重致病因子（前景）的诊疗思路：不同的人有相同的病，用相同的药和相同的量——前景是相同的。

中医——注重机体状态（背景）的诊疗思路：不同的人有相同的病，用不同的药和不同的量——背景是不同的，而且处于动态的变化之中。

中医诊疗上强调的"辨证论治""因人治宜""因地治宜"等，实际上是注重人体机能状态和反应性这一指导思想的具体体现。

中西医不应是排斥关系，而是互补关系。西医长于处理"前景"主导型病症，而中医长于处理"背景"主导型病症；西医长于修理"硬件"故障，中医长于解决"软件"问题。

既然发病或不发病，以及发病程度取决于致病因子和机体的双重作用，这就提示在治疗上存在着两种不同的路径。以往中医不明白自己是在以一种与西医不同的方式在控制机体与疾病，总是与西医比拼对致病因子的杀伤力——以自己的短处与他人的长处PK，结果不外两种：如果被迫的选择（当只有一种评价标准存在时）则扭曲了自身的形象；如果是自觉的选择则丢失了自我。

我们必须清醒地认识到，人与人之间的相似性是做出诊断的依据，而他们之间的差异却是指导治疗的基础。这一点长期被忽略了！

人类拥有同一个世界，而对这相同的世界，不同的人有不同的印象，这种差异主要是由焦点与角度的不同所致。中西医在现阶段，还是在以不同的焦点、从不同的角度去观察人体，但由于中医自身一直没能把它看成人体的特定焦点，从清晰的角度表述，以至于人们只能用不正确的参数去看中医，于是总是得到一幅模糊的或扭曲的画面。如何才能将自己的真面目真实地呈现呢？需要阐释，需要重新表达！

四、从阐释中表达自我

随着医学的进步，中医学的价值被学术界越来越多地认识，但中医迄今没有向科技界清晰地展示其与西医学不同的路径，以至于医学界总是习惯于用西医的"药典"评中医的药效，用西医的尺子量中医的身子，用西医的鞋削中医的脚。

为什么会出现这样的状况？中医的理论是用"方言"描述的，难以在更大的范围内进行对话。因此，中医要发展，需要用现代语言、用普通话对其理论系统进行重新的表述。在我看来，这只是第一步——尽管是很重要的一步，但停留在这一步还不行。

400多年前，哈维进行的血管压迫实验，中国古代针灸医生至少在 2000 年前就做了，而且还非常巧妙地利用特定的病理状态设计出在生理状态下无法进行的血管压迫实验。可是完成血液循环科学证明的是哈维，不是中国人。为什么？如果这归于理论表述的语言问题，那么针刺麻醉的机理完全是用现代规范语言表述的，可是这一成果在其他医学临床与实验领域的应用仍然是首见于西医学。为什么中医自身的价值总是先由西医学去发现、去表达？我们不仅要清楚、正确地认识到自身的特点与优势，还要有能力立于现代科技的最高峰，清楚地预见到未来医学的发展方向，才能确定在未来医学中扮演的角色与所处的地位，才有能力发掘自身的潜力并且利用最大化。

基于以上分析，未来医学的发展在总体上将呈现出以下特点：

（1）疾病是致病因子（前景）与机体状态（背景）双重作用的结果。这一认识，将成为医学界的共识。二者之间相互作用规律的研究将成为重要的研究领域。由此，未来医学观察人体的焦点将移到前景与背景之间，人体世界的全景图将越来越清晰地展现。

（2）人体内部药库的开发与利用将拉开"绿色医疗"革命的序幕，革命的成果将制定出医学史上的第二种"药典"。

（3）从结构解剖逐渐过渡到对关系的研究，发现越来越多的"零件"之间的联系方式、联系路线和控制开关，将拆分的"零件"逐渐拼成一个可以被大致辨认的整体画面的轮廓。

其实针麻的成功对于现代医学的贡献主要在于理论，它对现代医学的启迪在于：以往对于疾病的治疗总是习惯于外部干预，而很少从内部激发。其实，人体内部有一座内源性药物宝库，它比外源性药更安全、更广谱（双向）而无副作用，具有极大的应用前景。如果现代医学能够充分认识到这一点，将目光从外部移向内部，找到开启这一宝库的钥匙和控制开关，对于不同的疾病（包括亚健康）采用或从外，或从内，或内外结合（先内后外，先外后内等）的方式，那么对于疾病的治疗就有更多的选择，就可以在很大程度上避免医源性疾病有化学药物的毒副作用。其实，整个生命正常活动进程的调控也是一系列正常的内源性分子对体内特定区域的靶位进行结合、抑制或激化的结果。针刺镇痛的成功应当成为人们打开人体内在药物宝库的一把金钥匙！

如今，越来越多的发现表明：人体内有丰富的天然抗病物质，或者说潜藏着大量的"药"——内源性药，有很多疾病是可以靠自身的"药"治愈。如果说得彻底一些，一切病症的的痊愈，靠得都是病症的自愈，临床大多数治疗只是为自愈提供一种条件、一种机会、一种因势利导的帮助。现代医学已经感知到了人体内的药库，但没有找到打开它的钥匙和利用它的"药典"，中医学正好可以提供这样的钥匙和开发的工具与研究的方法启示。

最古老的与最现代的有时只隔一张纸，它们各观察了一张纸的一面。由于焦点的定位不同，中西医从相同的生命世界看到了不同的景象。西医擅用长焦距小景深，聚焦于前景，看到的景象效果是前景清晰，背景模糊，突出的是前景；中医则主要聚焦于背景，看到的景象效果背景清楚，而前景较模糊。如果加大景深，聚焦中间，使得前景与背景都清晰，同时选择不同的拍摄角度与距离，既可把握整体印象，又可认识局部细节，那么关于生命的真实、完整、立体的景象就会呈现在人们的眼前。认识了这一点，那么不仅不同方面对于中医的不同困惑、怀疑将消除，而且中医自身也从以往盲目的自卑与自大中走出来，认清自身的短长，更加自信、坚定走向医学的未来。

走出中医看中医

从这个意义上看，无论是中医遇到了西医，还是西医遇到了中医，都是一件幸运的事。正是由于西医这个鲜明的参照系，中医才清楚地认识了其自身的价值与不足；现代医学在经过了一个漫长的发展过程后，转到了一个变化的、合成的及整体的方向上。对于疾病本质和原因的研究已更趋向于从"整体病理学"的角度去考虑。没有中医，现代医学也许最终也能发现"背景"的意义，看到"森林"的全貌，然而这个进程会更长，过程会更曲折。

科学发展的速度不仅仅是指进行了多少次观察实验，获得了多少实验数据，更重要的是，你提出了多少可供人们检验的新思想、新观念。任何一门学科的重大突破，最终取决于它的理论，尤其是基础理论的突破；反之，一门学科如果在理论上长期没有实质性的突破，它的活力必将日趋衰弱。就现阶段中医学发展的实际情况来看，固然也还需要继续在临床中积累新的实证知识材料，但更需要的却是以理论的思维，去分析、整理、概括、升华这些经验，才能促进中医学术的不断提高。由于理论研究长期未能得到应有的重视，迄今仍然是中医药工作中最为薄弱的环节，以至于目前中医理论研究方面尚未形成一支精干而有战斗力的"正规军"或"先锋队"，这个现状造成中医自身不能向外界做出简明的"自我介绍"，它的价值只有被动依赖别人去发现、去利用！这个现状不改变，中医的命运将永远掌握别人手中。中医宝库中的宝石需要人们来鉴识，来开发，加工成价值连城的珍宝！

（转载自《科学文化评论》2007 年第 4 卷第 2 期）

中医现代化的瓶颈与前景

论中医理论能否以及如何有效进入实验室

黄龙祥（中国中医科学院针灸研究所）

●

编者按：

　　这是一篇十分难得、非常有深度的原创性学术好文，虽然有点长，但读来颇有味道。它不但准确描述了中医现代化的瓶颈与前景，而且清晰地回答了中医理论能否以及如何有效进入实验室的这个重大问题。作者观点非常明确：中医理论中的经验事实部分可以并且必须进入实验室；中医理论的实验研究要取得突破，关键在于进入实验室之前的"解读""分解""转换"和"发掘与表达"诸环节；只有将中医理论中的经验事实准确、完整地分离出来，在此基础上再进行实验研究才有意义。

●

　　回顾中医药学现代化所走过的历程，不难发现，迄今为止中医药现代化取得的重大研究成果都是技术和方法层面的。例如在国际上产生重大影响的针刺麻醉、针灸镇痛、抗疟单体青蒿素的发现以及新近获得国家科技进步一等奖的活血化瘀研究等，而基础理论的实验研究，虽经过多次"攀登"，依然是"山重水复疑无路"，且犹未知"柳暗花明"在何处。那些前仆后继的"登山队员"们不由得陷入了深深的困惑，有人反思之后甚至提出：中医理论更多地带有人文学科的属性，中医理论的这种文化、哲学成分正是中医理论的精髓和特色，应当继续保持和发扬。如果基于这一判断，中医理论研究似乎只能采用人文科学的方法，不应当也不可能进入实验室，也就是说所谓中医现代化只能定位于诊疗方法和技术层面。

那么传统中医理论是否应当并且能够进入实验室？如果答案是肯定的，那么何时并且以何种方式进入才有意义？要令人信服地回答上述疑问，必须首先剖析中医理论的基本构成。

一、珍珠与珍珠链——中医理论的基本构成

科学理论或假说是对经验事实的解释，是由解释构成的逻辑体系。也就是说一种理论或假说包含两种成分：其一，经验事实——关于现象之间规律的知识；其二，对经验的解释——关于现象或规律的本质说明。如果把经验事实比作一颗颗珍珠，理论说明就好比串联这些珍珠的链环。

构筑中医理论体系大厦的基石有二：其一为"经络学说"，其二为"藏象学说"。这两个理论体系同样由经验事实和理论说明两种成分构成，但二者在构成成分的表现形式上有所不同。构建藏象学说的方法非常明确——以外在的表象推测内脏的脏腑功能（基于"有诸于内必形诸于外"的认识）。该学说两种成分一目了然：其理论框架——"珍珠链"——为阴阳五行；经验事实——"珍珠"——为内脏病变的体表反应规律。而经络学说则不然，何为"珍珠"？何为"珍珠链"？别说是准确区分，恐怕绝大多数人尚未意识到经络

学说具有性质与价值不同的两种成分。经络学说的"珠链"简直就像该学说所描述的那样——"如环无端"，珍珠与链环紧密交织，难以分辨并分解，以至"经络的研究"已在实验室中研究了几十年，却从未有人明确阐述过"经络学说说什么"这一最基本的问题。简直不可思议！这好比拿着一幅完全不懂或自以为是的藏宝图去寻宝藏，其结果可想而知。

如果不首先澄清这一最基本的问题，经络学说不仅不能进入实验室，甚至不能进入教室——尽管它同样在高等中医院校的教室中被宣讲了几十年！但只要是具有现代医学背景知识的学生——无论是中国的，还是外国的，都无法理解已被多次重编的教材中关于"经络"的定义①。由此可见，搞清古代经络学说的基本构成，提炼出其中的科学内涵，并用现代科学语言重新表达，是研究经络学说的第二步或者说关键的一步，而完成这一步的前提首先是对经络学说的正确理解。

科学发展的基本形式一般表现为一个不断更换"珍珠链"的过程，正如法国著名科学家及科学哲学家皮埃尔·迪昂（PierreDuhem）所指出的那样："在理论中有效的一切东西，可以在描述部分找到；另一方面，在理论中为假且与事实矛盾的无论什么东西，尤其可以在说明部分找到。"（皮埃尔·迪昂，1999，36 页）。科学发展的历史表明，科学的进步主要表现为科学理论中"说明部分"的不断更新。

---

① 中外学者对于现行针灸教材"经络"定义的困惑，华中科技大学同济医学院附属协和医院陈华喜教授有一篇专文"我论经络概念"，发表于《中国针灸》2001 年 4 月第 4 期，可参阅。

当旧理论中说明部分被淘汰时，其纯粹的"描述部分"几乎可以整体地进入新理论，从而使新理论继承旧理论全部有价值的内容。

分析中医理论构成的目的在于：将古人发现的经验事实或总结的规律与古人对这些事实和规律的解释严格区分开来。可以这样说，中医界一些旷日持久的争论或者理论研究久攻不下的症结，正是在于人们长期混淆了中医理论中这两种不同的成分。例如，对于中医理论的实验研究，中医界长期以来在认识上存在一个很大的误区，以为研究的目的在于为中医理论框架——"珍珠链"——寻找科学论据，以证明中医理论的科学性。其实恰恰相反，中医理论实验研究的目的正是在于更换旧的"珠链"，否则我们的研究对于科学的进步而言便毫无意义。这样说丝毫不影响经络学说在针灸学发展史上的巨大贡献，也不影响它对现代研究在指导思想方面的启迪作用。可以这样说，如果没有经络学说之"链"的捆绑，古人关于"人体特定部位间存在特定联系"这一伟大发现的"珍珠"恐怕早已散落殆尽了。然而经验永远是理论生长的根系，随着实践的发展，越来越多的新事实不能被旧的理论框架盛装之时，就必须毫不犹豫地将经络之链打开，释放出其中宝贵的珍珠，并通过观察和实验的方法为其配制更为适合的新"链环"，使之上升到一个更高的理论层次。

二、层垒套叠——传统中医理论发展的基本形式

有人认为千百年来没有采用实验分析的方法，中医理论也在不断地发展，因而实验室研究不是必由之路。鉴于此，以下有必要看一看中医理论是如何发展的。

中医理论的演变形式颇像一个"集装箱"，历代医家不断地往里面填入不同的物品——没有内在联系和逻辑关系的部件，而从不从中淘汰物件。对于相同的经验事实，有多种不同甚至对立的理论假说，新提出的假说并不推翻和排斥原有的假说，诸说之间的关系是平行的。

经脉病候的"是动"病与"所生病"就是一例。这两类病候的意义有本质的区别，而经过《灵枢·经脉》编者的改编，使其在形式上成为一个统一的整体，汉以后人就再也分不清二者的本来意义。后来又先后出现了"十五络脉""十二经筋""十二经别"等新学说，这些性质各异的学说也逐渐被置于"经络学说"这个大箱子里同化了。最后，腧穴也根据其部位与相应的经脉联系了起来，但腧穴归经后所形成的十二经穴连线与十二经脉体表循行线只是在形式上相近，实质上有很大差异。特别是，在腧穴归经的过程中，将络穴、奇经八脉穴也一并归入经穴，造成了认识上的混乱，以致经穴连线的走向与腧穴主治的规律变得难以理解。

在中医理论的演变过程中，甚至两种不同的理论体系也被叠加成一个联合体，如原本独立发展的"经络学说"与"藏象学说"后被合并成"藏象经脉学说"。但由于这两种学说的形成背景和诊疗方法都不同，除非将二者或二者之一进行重建，否则二者之间的结合就只能是形式上的链接，而不可能融为一个统一的体系（黄龙祥，2001，424～430页）。

这样的发展形式——不断地提出新的假说，而不对已有的假说加以修订或淘汰，使得中医理论在形式上表现出较高的稳定性，而在内容上则表现出很大的灵活性、包容性。以致中医理论体系越来越膨胀、庞杂而缺乏内部的自洽性。后世医家在临床运用时各取所需，表现出极大的随意性和灵活性。古人将中医学的这种特征总括为"医者，意也"。

此外，中医理论的建立与发展过程中还往往会出现这样的情形：用"珍珠"去迁就"珠链"。如果在建立理论或假说时，作为理论框架的"链圈"过长，往往会增添一些"人造珍珠"以填补空白。例如在《内经》时代，关于六腑与足阳经的联系已经有明确的认识，但为了构建手足十二经分别与五脏六腑一一对应的模式，便采取了"削足适履"的做法，对经验事实进行剪裁，而将大肠、小肠、三焦配属于手三阳经，以维护理论体系形式上的完美。然而，医学毕竟是一门实践性很强的学科，不能有效地指导临床实践，就会失去其存在的价值。为了弥补这一无法回避的矛盾，古人不得不另立"六腑下合输"之说。在这里，手三阳经脉与腑脏联系的假说可称作"形式理论"，而"六腑下合输"学说才是真正指导临床床的"实用理论"。另一方面，如果从经验而得的"珍珠"超出了理论"珠链"的长度，则人为地截去，从而表现出以结构形式决定经验内容的特点。例如，《内经》中所记载的"蹻脉"具有典型的经脉特征，其形成的过程与方法也与十二经脉完全相同，本应归入"经脉"范畴，但自经脉采用三阴三阳命名法后，因这个理论框架最多只能容纳十二条脉，多出的脉只能采用其他命名法并归入别类。这种削足适履的做法，毫不足取。

显然易见，上述这种"层垒套叠""削足适履"的发展形式严重阻碍了中医基础理论向更高层次的提升。其中由第二种形式所造成影响中医理论发展的障碍，对于已经具备现代科学思维的现代人来说，较容易被认识和突破，而对于第一种形式所带来的负面影响，不容易被认识。在多种假说并行而用逻辑的方法加以判断无能为力的时候，就需要运用观察与实验的方法，必须设立并坚持检验不同相互竞争假说的客观指标!

三、解"链"取"珠"——中医理论进入实验室的先决条件

以上分析表明，中医理论可以进入实验室。然而我们必须清醒地认识到，现代实验室最适用于物理学、化学研究，因为物理学、化学大厦主要是由一条条定律支撑的。中医理论在进入实验室之前的第一步也应当是将其中的"规律""事实"成分先抽提出来，这一过程我称之为"解链取珠"。接下来，自然是鉴别所提取的"珠子"的真伪与品质，去除混入的"鱼目"，再将确认"珍珠"分成若干级别，看一看其中有没有迄今尚未被认识的新品种，若有，便意味着源头创新的突破点。一句话，当我们将中医理论送进实验室时一定要确认输入的是赤裸裸的、纯真的"珍珠"，而不能连"珠"带"链"整体输入，更不能丢掉"珍珠"而送入"珍珠链"，否则便是"买椟还珠"了! 这一步骤主要应当在理论研究室和临床完成。

对于两种成分的构成形式极为复杂的经络学说而言，现在我们必须做出一个重大的判断：经络学说中的十二条经脉是"珍珠"还是连缀珍珠的"链环"呢? 如果说是"链子"，按我前面说的，就不该进入实验室，尽管它已经在实验室呆了几十年了; 如果说是"珠子"，那么相对应的"链子"又是什么呢? 下面将不惜笔墨重点讨论这个困扰我们几十年但再也不能回避的难题。为了能在有限的篇幅

内讲清这个复杂的问题，试以十二经脉中史料较为完整的"厥阴脉"为例说明之。

我曾反复论证：传世的经络文献所记载的经脉病候"是动"病原本是相应的脉诊病候，是一组有内在联系的证候群（黄龙祥，1994，219页）。例如，早期文献中足厥阴脉候，不论经脉病候还是络脉病候，记述的都是阴疝病症。古人又进一步从具体的阴疝诊疗经验事实中提取出其共有的本质属性，即阴疝发病部位的特征——前阴、少腹部，从而将经验事实上升到经验"规律"的层面，然后再根据总结出的规律指导针灸临床诊疗。这时无论什么病症，也不论男女，只要出现前阴、少腹部的症状，就都被归属于"足厥阴"病候，其针灸远端取穴都取足背部"足厥阴"穴、足内踝上5寸处络穴。由此可见，"足厥阴"经络图说的全部科学价值在于：提示了足背—前阴—少腹—腰（舌）之间在一定条件下相关联系的规律，而古人对这一规律的最初认识来源于对阴疝诊疗经验的总结。

值得一提的是，对于阴疝病所表现出的阴器、小腹、腰骶之间相关联系的特点，古人曾提出过多种不同的假说进行理论上的说明。如果不是足背部诊脉部位——太冲脉——与上述三个部位间诊疗对应规律的发现，那么"经脉"的概念永远不会被提出（黄龙祥，2003，280～287页）！其他十一脉的构建方法基本与厥阴脉相同。换言之，每条经脉的"是动"病描述的是某种病或症的典型症状，而所谓"经脉"原本是对一组病症发生机制及针灸诊疗经验的图解。

经络学说的成分分析表明：经络学说的"珍珠链"是十二条经脉线，"珍珠"是十四脉所指示的人体上下（体表—体表之间）、内外（体表—内脏之间）相关联系的规律。

基于这一分析不难判定：经络学说的科学价值不在于那十二条"线"，而在与这些线所捆绑的经验事实以及对这些经验从特殊到一般的抽象表达。无论古人对于人体特定部位间相关联系经验事实的解释以现代医学水平衡量是否正确，但只要相关的古今临床诊疗经验（比如古人用"足厥阴经脉""足厥阴络脉"来承载的关于下肢特定部位诊察、治疗小腹、前阴、腰骶、口舌部及相关脏腑病症的经验）是可靠的，将这些经验事实置于现代科学的背景下考察仍具有重大的科学价值，并且极有可能成为人类探索生命本质未知领域的向导。基于这一判断，通过认真严格的临床实验，去除古代文献记载的经验中因各种主观因素的"污染"所掺杂的虚假的经验描述，然后再通过对古今文献的系统考察以及临床上的进一步有针对性的观察，补充古人经验陈述中所欠缺的事实，就可以使中医理论中的经验事实上升为顽强、完整的科学事实。这时——也只有这时，才算完成中医理论进入实验室之前的"解读""分解""转换""检验"等全部工序。也只有以这种形式，中医理论中的"珍珠"才能在实验室中被正确地识别并进行有效的处理。

　　这里简单解释一下"转换"的含义。随着计算机的普及，大家都熟知这样一个现象：基于特定编码系统或特定样式形成的"文本"，只能在特定的编码环境下或阅读器中被读取，否则就出现令人烦恼的"乱码"现象——无法读懂！同样，在特定符号系统下建立的理论如果置于另一符号系统中处理，必须首先做好符号系统的转换工作——在两种不同的符号系统间找寻准确的对应关系。以往有些人将这种"转换"工作理解为语言文字的转换，进而将"中医理论现代语言规范化"课题纳入《中医药标准化建设规划》之中。其实，这不单纯是语言问题。现行针灸学教材使用的都是现代语言，然而这些教材对于中医理论概念的定义，具有现代医学背景的人很难读懂，当然也无法认同。

中医理论进入实验室前的另一项重要工作是判定理论的经验内容，剔除经验内容很少甚至毫无经验内容的理论假说。要做好这一工作，除了具备卓越的学术史研究水平，透彻了解该学说形成、演变的全过程外，还要有敢于指出"皇帝的新衣"真相的勇气。这一点在当今的中医药发展环境中显得尤为重要。

四、强化理论研究——瓶颈的突破

进入实验室之前的最后一道工序是价值判定。并非任何一个科学问题都具有科学研究的价值，特别是从几千年前古人的假说中概括出的科学问题。因此在对上述命题进行实验之前，必须考察该命题以今天的科学水平衡量，是否具有重大的科学价值。对于从经络学说中发掘出的"体表与体表、体表与内脏存在特定联系"的经验事实来说，人类已知的医学知识还不能很好的解释，从而对现代医学提出了新课题，意味着新学科的生长点，无疑是具有重大科学价值的原创性研究工作。

第一，观念问题。当前有一种倾向：一提中医现代化，就以为这个现代化的全过程都可以在实验室完成。于是乎如果不实验，研究生不能毕业，科研课题不能中标。实验室成了中医理论现代化的主战场，实验员成了主力军！其实，实验室只是其中的一个环节。我们必须清醒地认识到：中医理论研究久攻不破的关键不在实验室这个环节,而在于进入实验室之前的"解读""分解""提炼""转换"诸环节!也就是说我们必须加强实验室之前的史学研究和理论分析,必须有一流的史学家和理论家的介入。当然,最好是实验研究者本身同时具备较高的史学、理论素养,以便当研究的轨道越过自己的疆界而进入其他领域时,能够正确地辨认其前进的方向;凭借这种综合的知识,你才有资格在必要的时候使自己的理论探索停止前进。如果没有这样的人才结构或知识结构作保障,中医理论的现代化研究难免会出现"弃珠取链""买椟还珠"的可悲结局——现代化"化"掉了"珍珠"!

这里值得一提的是,目前学术界已经普遍认识到中医理论结构中包裹有哲学成分的事实,然而对于这种成分的处理却有两种截然不同的意见。第一种意见认为,应当且可以去除这些成分,用更先进的理论框架来替代;第二种意见认为"哲学文化"成分是中医的特色,应当继续保留。众所周知,医学与哲学的分离是科学进步的标志,岂可倒退?科学发展的过程本身就是一个不断更新"珍珠链"、不断与时俱进的过程。再者,中医理论本身的发展也表现出随着时代的进步与学科发展的需要而不断突破旧有理论框架限制的特点。举例来说,中医理论在形成时期不少方面明显地受到"天六地五"天之大数这一框架的影响。具体表现为经脉数之"阴五阳六"、四肢五腧穴之"阴五阳六",以及脏腑数之"阴五阳六"等等。而在后来的发展过程中,由于新的理念的引入,逐渐突破了旧理论框架的羁绊,尽管这种突围显得非常的艰难和不彻底。

第二个急待加强的环节——中医宝库中宝藏的发掘与科学表达。一种学说,无论有多大的价值,在没有被"重新发现"之前,都将

中医现代化的瓶颈与前景

一直默默无闻。价值连城的"和氏璧"在没有被发现之前，它无法改变"石头"的命运。实验检验的是命题的真理性，理论或哲学考察的是命题的真正意义。理论或哲学对科学概念的明确意义的说明，并不亚于实验对于实际真理的发现。而中医界对于这一工作的重大意义似乎还没有起码的认识。一个足以说明这一问题严重性的事实是：迄今为止被中医界津津乐道并被视为中医瑰宝的"整体观""辨证论治""体表—内脏相关"都是由行业外甚至是国外学者发掘并加以表达的！然而，业外学者对于中医宝库的了解毕竟不如本领域内的专家，因而在发掘的完整性与表达的准确性上难免存在欠缺。

困则思变，近年来一些有识之士逐渐意识到理论研究，特别是传统理论科学内涵的发掘与科学表达的重要性，从"中医理论的现代语言阐释"的全国专题研讨会、香山会议、973针灸项目论证会上不时传出这样的声音——尽管音量不够大，回应也不够多，专家、院士，以至"两会"代表也都从不同角度提出了这一问题。例如政协委员吴以岭在其提交的科技提案中就曾明确指出：

如果能构建统一标准、与世界有共同语言的中医学理论现代体系，中医药的产业化的潜力将是巨大的……没有形成国际认同感的中医药理论体系的问题，这是阻碍我国中医学融入世界医学主流、高质量服务于民族、进而造福人类的重要"瓶颈"……把"加大学术创新力度，构建中医学理论现代体系"列为"中医药可持续发展"的核心工程。(《科技日报》2004年3月5日第3版)

从表面上看似乎行业内外都认识到了这个问题的重要性，而实际情况是喊了多年之后，没有任何实际动作，还没有成为被学术界特别是主管部门真正理解的问题。一个简单的事实足以说明：至今国家自然科学基金委、国家科技部、国家中医药管理局还没有这方面明确的资助领域，更不用说专项资助了。关键在于人们只是提出了问题，没有具体的论证，特别是没有提出研究该问题的明确技术路线并基于此做出的成功示范。为此，近年来笔者在多次论证的基础上，选择了两个最有说服力的关键难题开展了试验性研究：第一是"针灸诊疗理论体系的重建"（现行针灸教材中针灸诊疗体系是20世纪60年代初直接移植方药的模式，没有反映出针灸自身的诊疗规律，这也是造成现今针灸理论与实践严重脱节的一个重要因素）；第二是"经络学说的理论结构与科学内涵"（"珍珠"与"珍珠链"关系最复杂的例子）。如果这两个例子都成功了，就非常有说服力。后者在国家科技部基金的支持下完成得较好，其研究成果得到国内外实验研究者的越来越多的理解与认同。前一项工作成果不久也将以中、英文两种文字发表，广泛接受学术界的批评。

第三，人才培养战略。看到中医临床的优势在下降，中医界感受到了提高临床疗效的迫切性。这就迫使决策层将临床型人才的培养放在首位。而在我看来，当前最急需的中医人才不是"妙手回春"的临床大家，而是具有科学哲学素养并兼通自然科学（特别是现代医学）的中医理论家及科学群体的学科带头人。由于多种主客观原因的制约，中医理论研究无论是在建制上、学科建设上，还是在人才培养等诸环节上都非常薄弱。这一现状如不能尽快改观，势必极大地影响中医现代化的方向与进程。

第四，方法学研究。需要考察我们面对的研究对象中有哪些东西用现有的方法不能解决，需要改进或建立新方法。近年来针灸的临床实验逐渐采用国际公认的 Randomized Controlled Trail（RCT）方法，但是针灸对照组如何设立、刺激如何量化等基本问题在实践中至今没有很好解决。既然针灸专家开始认识到RCT这双"鞋"并不十分合适针灸临床研究这双"脚"，那么就有必要改鞋或重做一双新鞋，总不能永远做"赤脚医生"！因此，中医实验研究方法，有些可以直接采用现代经典的实验方法，有些需要在原有方法上加以"修建"，可能有些方面还需要"重建"新方法。总之，当鞋子不合脚时，需要改变的永远是鞋而不是脚！

第五，基本建设。内容之一，经验事实的检验与发现。有多少"经验"在传承过程中被污染了，需要严格的清洁工作？有多少经验在传承过程中被丢失了，需要找回？还有多少必须的经验事实还一直处于空白需要填补？这些都需要系统的考察。如果这些问题不首先解决好，那些在实验室里已经或正在进行的各种各样的"机理"研究能得出什么样的结果？

内容之二前面提到，没有经验内容的假说或理论不能进入实验室，但是如果能以前瞻性眼光在这类缺乏经验内容的假说或理论中捕捉到前瞻性的科学思想火花，然后加以科学的表达，并基于这一科学的表达而不断发现、积累相关的经验事实，则这里往往便成为一门新学科的诞生地。时间医学的建立就是这样一个典型的例子。中医针灸的"子午流注"已经蕴涵了现代时间医学的思想，但是缺乏相应的经验事实的支撑，在临床上没有实际的应用。待到现代时间医学建立时，中国人才猛然醒悟，欲用"子午流注"去争发现的"专利"权。可是这不能给我们带来任何安慰，毕竟"子午流注"与现代时间医学不能相提并论。我们总是当事后诸葛亮！中医的宝库不乏稀世宝藏，然而缺乏一流的鉴宝人！

第三项基础工作是由一流的多学科专家对中医药宝库进行全面清理和勘察——搞清楚宝库中究竟有多少宝，含金量是多少，从而为中医现代化提供坚实的支撑平台。以往也做过不少古典文献的整理工作，但都是东一榔头西一棒，挖了许许多多的坑，却没有打出一口井——一口能出水的井，更没有在全面勘探的基础上构建打井平台。

五、人体奥秘的第三张图谱——前景的勾描

四百多年前维萨留斯（Andreas Vesalius）的第一套系统的人体解剖图（De *lJUmanicorporisfabrica*，1543），解开了许多人体奥秘，奠定了近代医学大厦的基础。人类基因组计划全部研究成果将最终绘出人体的"第二张解剖图"——分别由遗传图（连锁图）、物理图、序列图和转录图4张分图构成，在基因水平上揭示出人体奥秘，进而奠定21世纪医学和生物学发展的基础。

那么人体的第三张图画什么？怎么画？回答这一问题前，首先需要回答能否借助已有的这两张"解剖图"读懂复杂的生命现象这一问题。在正面回答这一问题之前，我们不妨想想：即使我们对构成物质世界的元素的物理化学特性有非常精细的了解，可是如果对各元素之间的关系及元素变化的规律——"元素周期律"不了解，我们能够读懂物质世界吗？

在从宏观与微观不同层次上基本探明人体的结构之后，我们对于这些结构相互间的关系及其在整体中的位置了解多少呢？请看下面一组镜头回放：

镜头一：1974年上海第二医学院附属第九人民医院口腔颌面外科正在进行一台在针刺麻醉下行颞颌关节成形术，当在合谷穴行针刺麻醉时，奇妙的现象发生了——病人的嘴可以张开了。于是手术临时取消，后经几次针灸治疗痊愈出院（上海第二医学院附属第九人民医院口腔颌面外科，1974，21页）。

镜头二：日本某医院中一位日本老妇人，原因不明，不能张口，无法进食，多种治疗无效。试着针刺右合谷穴，一针下去，病人口开（梅田玄胜，1986，249～255）。

镜头三：一位右基底节区出血的70岁男性，于发病2月后接受针灸治疗。在治疗中，每次针刺合谷穴，患者都能感觉到左面颊部有非常明显而且强烈的酸胀感和麻木感，这种现象在以后的针灸治疗中都能重复出现（张建斌，1998，636～637页）。

中外学者在大规模的针刺麻醉研究中发现，针刺合谷穴，其远端效应主要特异性地反应在颜面部，因此合谷穴被用作齿科及耳鼻科手术的针麻选穴的必选穴。大量的针灸临床实践经验也证实了这一点：例如治疗牙痛，当针刺合谷穴时，牙齿可出现酸胀感；治疗三叉神经痛、偏头痛，当针刺合谷穴时，常可引起面肌抽动等现象。

如果把以上病案中患者的刺激点与反应点之间用线连接起来，相关的古代"手阳明"脉图便淡入淡出地闪现在人们眼前，此时无需任何对白或旁白，任何具有生物背景知识的人——不论是中医、西医，还是其他领域的研究者，都能敏锐地捕捉到镜头中或镜头背后的重要信息，都会顿悟中国古代"经脉图"的谜底。

在经络学说提出2000多年后的1994年，美国科学家在研究猴大脑皮层去感觉传入后功能重组的实验中观察到：

颌面部与拇指在感觉皮层定位是相互重叠的。用单细胞微电极记录法在同一皮层几乎同一深度记录到三个连续排列的神经元，其中第一个神经元的外周感觉野位于同侧拇指，第二个神经元的外周感觉野位于同侧口面部，第三个神经元的外周感受野位于同侧虎口部……（ponsetaJ, 1991.pp.1857～1860; Lund et al, 1994, pp.546～547）。

这似乎已经从高级中枢的联系上为中国的古代经络学说中最基本的内容给出了现代科学的阐释，同时也为今后的"经络"问题的研究提示了非常有价值的新思路。

从以上事例不难看出，不同时期不同国家的医学工作者已经不自觉地观察到人体在某些特定条件下表现出的特定部位间的关联现象。但由于缺乏相应的理论指导，西方医生不会有意识地观察、收集这类病案，即便有零散记载，也很难引起医学界的重视，更不用说阐明其机制，因为现有的医学体系缺乏盛装这些经验事实的理论框架。如果这组镜头中的画面只是孤立出现，人们，特别是对于中医"经络学说"不了解的临床医生大多会视而不见。只有把握了中医经络学说的精髓并具备一定西医学知识的人才能发现捕捉到这类镜头，并加以正确地连接，使之成为通向探索生命奥秘的向导。

由此可以大胆地预言：揭示生命奥秘的第三张图将是人体特定部位间相关联系的"联络图"，它由三张分图组成：第一张图，人体体表与体表、体表与内脏关联图；第二张图——控制相关联部位的"开关图"（这种联系在什么情况下以及以什么形式表现出来）；第三张图——相关联部位间的"线路图"。如果打一个比方，第一张图显示由同一开关控制的一对或一组灯泡；第二张图确定控制相互关联的灯泡的开关位置；第三张图则绘出联系特定关联部位的线路图。

这时，也只有这时，构成人体各部件的意义才能被真正理解。无疑，这第三图的意义丝毫不亚于"人类基因组计划"的宏伟工程。

人类第一张解剖图与中国无关，第二张"解剖图"相关，第三张"联络图"能不能最终由中国人，或者以中国人为主绘出？会不会出现与"时间医学"相同的情形——待到有一天外国人绘出第三张图——"联络图"时，中国人再举出几千年前"经络学说"给自己寻找心理平衡？如果真的出现这一镜头，作为中国人，你能平衡吗？

下面让我们再回过头来看一看外科手术麻醉学100多年走过的路程：

1846年波士顿牙科医师莫顿（W.Morton）首次成功使用乙醚麻醉行拔牙手术之后，极大地推动了外科手术的发展，而1958年中国医生采用针刺麻醉完成了第一例甲状腺手术又一次震惊了整个医学界。然而，随着针刺麻醉手术普及，人们发现了针麻镇痛不全的问题，于是中国医学工作者又在探索一种针药复合麻醉——采用针刺麻醉配合少量或微量麻醉药，从而既避免了药物麻醉的副作用，又克服了单针刺麻醉镇痛不全的不足之处。应当说这是一种极有发展前途的麻醉法，但由于种种原因我国在这一领域的研究正走向低潮，没能最后掌握针药配合镇痛效应的基本规律，从而使得这一先进的麻醉法没能真正普及应用。这会不会成为日后中国人将要吞下的又一颗后悔药呢——中国人为什么总是在见到某一新学科的大树已经长成时，才会说在中医这片广袤的森林里早有这一学科的种子或幼芽呢？这样做不仅不能挽回任何面子，反而更令人悲伤。

麻醉法的这一发展轨迹给未来医学的发展方向有哪些启示呢？

现代医学治疗方法基于纠正单一致病因素，尽管对有些疾病取得好的疗效，但在多数情况下，难免引起复杂系统其他因素的改变，这些改变或者影响疗效，或者产生严重的毒副作用。未来医学的发展能否有效地抑制化学合成药物①对机体自稳机制的破坏所引发的毒副作用，使医疗技术更符合人的生理和心理特点，真正形成"绿色医疗"？

针灸最突出的特点在于其疗效的安全性，其明显的不足是疗效的局限性。针灸的这一突出特点和弱点是由针灸的作用机制所决定的。针刺通过激发和强化机体固有的调整系统的良性调节作用，发挥防病治病、增强免疫机能、消除亚健康状态等功用。它是一种生理性调节作用，不会出现"调节过度"的现象，因而表现出作用的安全性；同时它的调节范畴不会超过人体自身的调节系统的极限，因而表现出作用的局限性。

针灸与当今主流医学通过不同作用方式治疗疾病，能否兼取二者之长而补其不足？

近年来多次参加国内和国际中西医结合的学术论坛的经历，使我产生了这样一个印象：中医、西医好像在攀登生命科学这同一座高峰的两个不同的侧面，南坡的人看到是一片山花烂漫，而北坡的人看到的是冰天雪地，同一座山两边的人看到的似乎是完全不同的

---

① 其实，分子生物学的研究思路已经开始转变，即更注重从系统的角度，认识基因之间、蛋白质之间、不同转录与表达现象之间的联系，以及从这种联系构成的系统整体特征去了解其功能，以克服还原论的局限，从微观与宏观的结合上阐明生命与疾病的本质。

世界。大自然的珠穆朗玛的南坡、北坡在越接近山顶的时候，差异就越小。由此我设想，如果中西医结合的论坛设在"山顶"，这种"高峰会议"上的巅峰对话无疑会碰撞出更多相互理解的火花，而少见针锋相对的对峙，这时候中西医的融合便到了殊途同归的境界。由此看来，如果两支登山队在山脚下或半山坡上，要实现结合的愿望恐怕困难很大，只有双方——至少有一方已经接近山顶时，结合才有意义；当双方都到山顶，则融合便成为必然的结局。

六、结论

中医理论中的经验事实和规律部分可以并且必须进入实验室。实验研究的目的是更替旧的理论框架——这是科学革命的标志，而不是用实验数据证明旧框架的科学与伟大。中医理论实验研究取得突破的关键，在于实验室之外的诸环节和诸因素：

1. 最迫切的问题是中医理论的"解读""分解""转换""发掘与表达"。只有将其中的经验事实准确分离出来，然后再准确地转换成实验室能够有效处理的符号系统，中医理论实验研究才有望取得突破。这两步工作必须建立在对传统理论的正确理解之上，而这又取决于研究者对该理论的形成、演变过程的准确、全面的考察。"解读""分解"须由一流史学家完成；"转换"的工序，须由熟悉两种语码系统的专家完成；"发掘与表达"工作须由站在现代科学前沿并具有哲学家眼光的人完成。当然全部环节最好能由具备以上知识结构的同一人完成。

2.最急需的人才是理论家——连接传统与现代、贯通中西医学、兼通科学哲学的大家。一种学说，无论有多大的价值，在没有被"重新发现"之前，都将一直默默无闻。只有具备了上述知识结构和眼界的理论家才最有可能最大限度地发掘出中医宝库的"和氏璧"并加以科学地表达，使之成为科学共同体都能鉴赏与研究的共同财富。

3.最有可能做出的最大理论贡献是经络学说中蕴涵的人体体表与体表、体表与内脏特定部位间相关联系的规律。这一规律的完整揭示与科学阐明不仅将打开认识生命本质的另一扇大门，同时将打通分隔中西医学的界标。

4.最基础的工作是由一流的多学科专家对中医药宝库进行全面的清理——中医药宝库有多少宝？含金量是多少？有没有挖宝的工具？从而为中医现代化提供坚实的支撑平台。

5.最有前途的学科是针灸学——它代表着"绿色医学"的发展方向，将在提供新事实与新思路上给现代医学以最大的启迪和补充。应当说，有像针灸学这样以调整机体固有的平衡机制而发挥双向生理性调节的医学体系作为对照与补充，是医学科学的幸运。这里蕴藏着医学或生物学发生革命性突破的可能性，有望成为新学科的生长点！

如果以上诸环节不首先解决好，中医的理论研究不仅无法进入实验室，甚至无法进入教室——现有的中医基础理论教材不仅国外学员无法理解，而且具有现代医学背景知识的中国学生或学者同样也无法理解！

参考文献

●

黄龙祥.从"厥阴脉"概念的形成过程看经络学说的意义与价值.针刺研究, 2003, (4): 283 ~ 287

黄龙祥.中国针灸学术史大纲.北京: 华夏出版社.2001

黄龙祥.经脉病候考.中华医史杂志.1994, 24 (4): 219

Lund.1.P.et a1.Cortical Reorganization and Deafferentation in Adult Macaques.Science.1994, 265: 546 ~ 547

梅田玄胜.诊断点.治疗点として压痛点.医道の 日本.1986, (4): 249 ~ 255

皮埃尔迪昂.物理学理论的目的和结构 北京: 华夏出版社.1999

Pons.T.P.et a1.Massive cortical reorganization after sensory deafferentation in AduItMacaques.Science.1991, 252: 185 ~ 1860

上海第二医学院附属第九人民医院口腔颌面外科.新医药杂志, 1974, (12): 21

张建政."面口合谷收"现象的临床分析.中国针灸, 1998, (10): 636 ~ 637

（转载自《科学文化评论》2004 年第 1 卷第 3 期）

观

点

关于"辨证论治"之我见

王玉川

●

编者按：

王玉川（1923—2016），著名中医学家、国医大师，有真才实学。毕生注重读书、临床、思考和创新。在《内经》理论和古代方药研究等方面，都有独特见解和贡献。

王老在文中认为，辨证论治体系有"局限性"，"坚持突出中医特色"的主张是一种"现代迷信"，"是一个只求稳定不求上进的口号，是个套在中医工作者头上的紧箍咒，对中医学术的发展有百害而无一利"。

"在历代中医方书中记载着一个方剂乃至一味中药治疗多种病证的大量的宝贵经验，这是现有的辨证论治学说解释不了的东西。""如果中医和中西医结合的研究，把它作为一项重点攻关课题，那么就有望找到创新发展的突破口。"

"辨证论治不是中医的专利"，现代西医学"已具有辨证论治的观念"，"把辨证论治当作是中医学独有的特色来大力鼓吹是难以令人信服的"。

读完全文再来看这些观点，你认同吗？你受到启发了吗？

●

辨证论治是当代中医学术界里一个热门话题。综观近20年来的中医学文献大都把它看做最能体现"中医特色"的不可改变的东西。

笔者认为，这种观点有它一定的道理，但并不确切，而且不利于中医学术的发展。为此，略申鄙见，以求正于方家。

1. 辨证论治的定义

目前公认的辨证论治的定义：是理、法、方、药运用于临床的过程，为中医学术的基本特点。即通过四诊、八纲、脏腑、病因、病机等中医基本理论对患者表现的症状、体征进行综合分析，辨别为何种证候，称为辨证；在辨证基础上，拟定出治疗措施，称为论治（《中医大辞典》人民卫生出版社 1995 年版第 1715 ~ 1716 页）。按照这个定义，辨证论治是由辨证与论治两个步骤组合而成的。但笔者认为，这还不足以阐明辨证论治的全部含义。其原因在于，首先，望、闻、问、切四诊是中医的诊断手段和技能，不宜把它包括在中医基本理论中；其次，"辨证论治"里的"辨""论"二字的实质，即是临床思维能力的运用，离开了这种能力，就没有辨证论治的存在。

每个临床医生的辨证论治水平是由其掌握的四诊技能、基本理论和临床思维能力等三个因素决定的。其中四诊技能与临床思维能力尤为重要。四诊是后天学习中获得的能力，思维是一种天赋的能力，这两种能力都必须在实践中加以锻炼和发展。因此，学习中医必须早临床、多临床，在临床实践中不断提高和发展这些能力。除此之外，直到现在还没有发现别的手段。如果这些能力得不到发展和提高，那么把辨证与论治的理论背得滚瓜烂熟也是无济于事的。

再有，论治即是"治则"的运用。"治则"本来就是基本理论的一个内容，不宜把它置于基本理论之外。治则的运用是否确当，也是离不开临床思维能力的。因此，把辨证论治的定义简单地分作前后两个步骤来解说是值得商榷的。

笔者认为，辨证论治的定义应该包括四诊、基本理论、临床思维三个要素和辨证与论治两个步骤。这种纵横结合才是完整的定义。

2. 辨证论治理论的体系

我们从现存的中医文献中看到，在反映先秦时期医学的《内经》里，就已经有了关于脏腑、经络、气血、津液、形神等在生理与病理状态下产生的阴阳、寒热、表里、虚实等不同现象的论述。此后，历代医家在《内经》基础上续有发挥，在医疗实践中对疾病的认识不断深化，从不同的角度总结出多种形式和内容各不相同的辨证方法。但是，明确提出"八纲辨证""脏腑辨证""六经辨证""卫气营血辨证""三焦辨证"以及"气血津液辨证"等等名词，则是清代以后的事情。因此，民国年间，由著名中医学家谢利恒先生主编、于1921年问世的《中国医学大词典》里，就不曾有这些辨证方法以及"辨证论治"的条目。今天被学者们看作一切辨证论治方法的总纲的"八纲"二字，在清代雍正十年（1732年）问世的《医学心悟》里不称八纲而叫做"八字"，"八纲辨证"是由擅用附子而名噪上海滩的祝味菊先生在1950年问世的《伤寒质难》中首次提出来的。这些情况对于现在初学中医的年青学者来说，也许会感到惊奇，甚至不敢相信，然而历史事实的确如此。至于把各种不同形式、不同内容的辨证论治方法综合起来组成一个体系，并把它写进中医教科书里那是新中国成立之后，一大批从事中医教育和研究工作的学者们（其中有印会河、王绵之、汪幼人等，以及中国中医研究院的一些专家，

关于"辨证论治"之我见

笔者也是其中的一员），在党的中医政策鼓舞下做出的一项贡献。

3. 辨证论治体系的局限性

如上所说，辨证论治学说体系是千百年来无数医学家临床经验的结晶。现代某些中医专家以为，中医学拥有这样一个错综复杂而体系又相当完备的辨证论治学说是一件值得自豪的事情，并坚信这就是中医学的特色，从而在教学、科研和临床中强调坚持突出这个特色。似乎中医学里的这个体系已经达到了完美无缺、登峰造极的境界，临床上遇到的一切问题，只要遵照这个体系去做就都会迎刃而解，如果解决不了，那只能怨自己没有掌握好。笔者也曾经是这样认为的，后来才逐步认识到这种思想是一种现代迷信。所谓的"坚持突出中医特色"实际上是一个只求稳定不求上进的口号，是个套在中医工作者头上的紧箍咒，对中医学术的发展有百害而无一利，必须予以废除。不然的话，中医学只能永远保持现状，永远在老框框里打转儿。而这样一来，还要研究它干什么？中医教育还用得着改革吗？

诚然，我们不能否认辨证论治的作用至今还没有可以替代它的手段，更不能否认，辨证论治学说体系的建立是中医学发展史上的一个里程碑。然而，正如恩格斯所说："体系是暂时性的东西，因为体系产生于人的精神的永恒的需要，即克服一切矛盾的需要。但是，假定一切矛盾一下子永远消除了，那么我们就会达到所谓绝对真理，世界历史就会终结。"(《马克思恩格斯选集》1972 年人民出版社第四卷第 216 页）因此，"凡是特别重视体系的人，都可以成为相当保守的人"，除了拜倒在这个体系的脚下，日复一日、年复一年、无休止地重复验证这个体系的科学性之外，已经没有什么事情可做了。一切科学研究，包括高科技的应用都成了多余的"无事忙"。

由上述可知，"坚持突出中医特色"的主张乃是一种极端保守的思想，是背离唯物辩证法的形而上学思想。我们只有突破这种保守思想的束缚，按照辩证唯物主义的立场、观点和方法去研究中医，中医学才能有所发展，才有可能摆脱陷于消亡的困境。

此外，我们不应该忘记，在历代中医方书中记载着一个方剂乃至一味中药治疗多种病证的大量的宝贵经验，这是现有的辨证论治学说解释不了的东西，是一块待开发的处女地。如果中医和中西医结合的研究，把它作为一项重点攻关课题，那么就有望找到创新发展的突破口，从而扭转数十年徘徊不前的现状，走上大踏步前进的康壮大道，为实现中医现代化做出更大的贡献。

4. 辨证论治不是中医的专利

上面已经说了很多，似乎没有该说的话了。但是，笔者觉得尚有一个重要问题——中医界里存在着的某些夜郎自大式的糊涂观念必须澄清。历史告诉我们，由于人们所处的时代、地域不同，文化背景不同，其思维方式就有可能各有差异；对同一事物和现象可以产生不同的认识，做出不同的解释，因而对于解决事物相互间的矛盾也会采用不同的方法和手段。但是也不可避免地有其共通之处，因为人类的知识都来源于实践，都是思维的产物，就医学而言也不例外。

传统中医学与现代西医学的理论和技术相互之间有着很大的差别，这是公认的事，但是，也有不少相似或相同的东西。比如，西

关于"辨证论治"之我见

医在急救时常用的心肺复苏术时的口对口人工呼吸和心脏体外按摩，与东汉时代张仲景《金匮要略》收载的缢死急救术有着惊人的一致。这样的例子甚多，不再一一例举。但必须指出：如果我们把这些中西共通而且中早于西的东西一概送给西医，认为是西医特有的，那么就免不了"数典忘祖"之讥。因此，我国中医界的领导干部也好，一般工作人员也罢，我看还是多了解一些中外医学史为妙，免得弄出笑话。至于"辨证论治"这个词，在现代西医学里如同清代以前的中医学一样是没有的，但不等于没有这方面的内容。比如，古希腊的希波克拉底的学说，在辨证方面"要研究总的和各地区的气候特点，研究病人的生活方式和习惯、职业、年龄、言谈举止、沉默、思想、睡眠、做梦特点和时间、胆量、瘢痕、涂画、哭泣……大便、小便、吐痰、呕吐……出汗、寒战、畏寒、咳嗽、喷嚏、打呃、呼吸、腹胀、安静或喧闹、出血及痔疮。通过这些方面……想到会出现什么结果"；在论治方面，应该采取"寒则热之，热则寒之，以偏救偏的反治法"等（《希波克拉底文集》中译本，安徽科学出版社1990年第1版）。如果单从这些话来看，就有可能被误认为是某位中医专家的言论。但历史是不可也不会被割断的，人类的科学知识（包括语言等）从来就是继承的。希波克拉底的这些观点与主张，有很多在现代西医学里是可以找到它的踪影的。再说，现代西医学里的"鉴别诊断"以及对同一个病人必须视情况不同而选用不同的治疗措施；与此同时，在给药方面要考虑服药的时期（时效关系）、剂量的大小（量效关系），如此等等，难道不是辨证论治吗？

总而言之，现代西医学尽管还没有辨证论治这个名词，但实际上已具有辨证论治的观念，不过是在思维方式、诊疗手段与方法上与中医有所不同而已。因此，把"辨证论治"当作中医学独有的特色来大力鼓吹是难以令人信服的，除了暴露自己的无知之外，岂有他哉！

（转载自《中医教育》1999 年 5 月第 18 卷第 3 期）

关于"有是证用是方"的反思

王玉川

编者按:

> 本文和上文在内容上有关联,宜参看。读了这篇《反思》,我对"有是证用是方"的理解深了一层,或者说对它的认识更全面了。
>
> 提倡"有是证用是方",能提高中医疗效,扩大古方应用范围,促进中医诊治走向客观化。但它不是中医辨证论治的全部,不能片面而过分地强调它的重要性。只有在学习、继承"有是证用是方"经验的同时,同样重视"同证用异方"和"同方治异证"的经验,中医治疗的路子才会越走越宽。

最早由《内经》提出的建筑在因人、因地、因时基础上的"同病异治"的思想,乃辨证论治学说的先河。这是大家一致公认的。然而,很少有人注意到,在辨证论治学说发展过程中,这种原始的朴素的辩证法思想,逐渐被"是就是,不是就不是"的形而上学的思维方式所替代。因而在明清以来的"名医方论"里,无不以"方证相对"作为阐述方义、解释成方疗效机理的唯一准则。殊不知在古代方书里的记载与现代研究的结果都表明:除了"方证相对"之外,还存在着"同证异方、同方异证"的现象,它们相反相成,都应该是构成辨证论治学说体系不可偏废的组成部分。我们没有任何理由对它们采取抬高一方、贬低另一方的偏见。已往的历史已经证明，片面强调"方证相对"的重要性，其结果只能使它走向反面，成为发展中医药学的桎梏。

为了改变中医药基础理论长期徘徊不前的状况，我们必须运用唯物辩证法的观点，结合现代科研成果，重新审视方证相对的得失利弊。

1. "方证相对"的利弊

何谓方证相对？用柯韵伯《伤寒来苏集》的话来说，就是"合是证便用是方"。换句话说，某证只能用某方，某方只能治某证，处方用药必须与病证对应，才能取得最佳的临床效果。这种观念的起源，在现存古方书里有明文可征的大约以唐代名医孙思邈的《备急千金要方》为最早，其文曰："雷公云，药有三品，病有三阶。药有甘苦，轻重不同；病有新久，寒温亦异。重热、腻滑、咸酢药石饮食等，于风病为治，余病非对；轻冷、粗涩、甘苦药草饮食等，于热病为治，余病非对；轻热、辛苦淡药饮食等，于冷病为治，余病非对。"（《千金要方·卷一·处方第五》）。病证二字，古人往往混用，所以孙氏所言，当是原始的方证相对说。后来被研究《伤寒论》的学者们继承下来，并概括为"有是证用是方"的主张。大家认为这是揭示仲景临证制方奥秘的唯一法宝。然而，究其实质，不过是如今学者通常所说的"对证治疗"而已。

从中医理论的发展史来看，这种"有是证用是方"的方证相对说，对于《伤寒论》的阐释和方剂组成的理论剖析及其临床应用，的确曾经起过积极的作用，作出过一定的贡献，这是谁也否定不了的历史事实。但是，它绝不是《伤寒论》的真正精髓，况且从唯物辩证法的观点看来，任何一门科学的任何一种理论，都是相对的真理，从来不曾有过什么永恒不变的终极真理。我们在前面已经说过，在古代方书里的记载和现代研究都证明除了"方证相对"或"有是证用是方"之外，还存在着"同证异方、同方异证"的现象。因此，方证相对的理论，在中医学里也决不是什么终极真理。实践是检验真理的唯一标准，千百年临床实践证明，方证相对之说，只占辨证论治学说体系的一半，把它夸大为普遍适用的真理，把它看作辨证论治的唯一规律，那是历史的误会。

恩格斯在《自然辩证法》里说过："凡是可以纳入规律，因而是我们知道的东西，都是值得注意的；凡是不能纳入规律，因而是我们不知道的东西，都是无足轻重的，都是可以不加理睬的，这样一来，一切科学都完结了。因为科学正是要研究我们所不知道的东西。"不过中医药学里的情况，似乎比恩格斯所说的还要复杂些，那就是，凡是不能纳入规律的不知道的东西，不是不加理睬，而是人为地把它改造成"已知"的东西，强迫它纳入规律中去，至于是否符合客观实际，那反正是不可证伪的，因而可以不必考虑，只要能自圆其说，就算万事大吉。方证相对说在辨证论治学说体系里一统天下的局面，就是这样形成的。然而，这种一统天下的局面是不完全真实的，因而必须打破。不然的话，中医药学包括中西医结合的研究工作，就只能在主观上认为"已知"的范围内打转转，除了反复印证那种"已知"的东西之外，已经无事可做。发展也好，提高也罢，充其量无非只是古今中西语言表述上的差别，而其实并无本质上的突破。

2. "方证相对"理应让位于"方证相关"

如前所说，按照"有是证用是方"的方证相对的观念，一种病证只能用一个方剂来治疗，而一个方剂只能用于一种病证。可见，方证相对之说，是在绝对不相容的对立中思维的形而上学思维方式的产物。"初看起来，这种思维方式对我们来说，似乎极为可取的，因为它是合乎所谓常识的。然而，常识在它自己的日常活动范围内虽然是极可尊敬的东西，但它一跨入广阔的研究领域，就会遇到最惊人的变故。"换句话说："形而上学的思维方式，虽然在相当广泛的、各依对象的性质而大小不同的领域中是正当的，甚至是必要的，可是它每一次都迟早要达到一个界限，一超过这个界限，它就要变成片面的、狭隘的、抽象的，并且陷入不可解决的矛盾……"(《马克思恩格斯选集》) 所以，形而上学的方证相对说，是不可彻底否定的。但如果我们偏执方证相对的思维方式，无条件地夸大这种思维方式的作用，那么就会背离辩证法的原则，陷入不可解决的矛盾之中。近年来，有的学者似乎已经看到了这一点，把原先的"方证相对"改称为"方证相关"，我们对此表示赞同。但必须指出，"方证相关"并不等同于有是证用是方的"方证相对"。因为，方证相关的内涵虽然包含了"有是证用是方"，但同时也包含着"同证异方、同方异证"在内。两种提法，虽只有一字之差，而涵义迥别。

再说"方证相关"要求探索的目标，不是方剂单方面的作用，而是方证之间的相互关系，也就是方证双方在治疗中的相互作用。诚如恩格斯在《自然辩证法》中所说："相互作用是事物的真正的终极原因。我们不能追溯到比这个相互作用的认识更远的地方，因为正是在它背后没有什么要认识的了。"现代方剂学的研究也证明：方剂的功能的多样性，只有在对人体的动态变化的作用中才能观察到；方剂的配伍规律，也只有在同机体作用时才能表现出来。因此，"方证相关"这个命题本身，较之"方证相对"要正确得多，科学得多。我们相信，随着方证相关研究的深入，必然会给中医药学开创出更加美好的前景。

3. 关于同证异方、同方异证

那么，什么是"同证异方、同方异证"呢？所谓"同证异方"，就是同一种病证，可以用不同的方剂治疗；所谓"同方异证"，就是同一个方剂可以治疗不同的病证。因此，"同证异方、同方异证"与"有是证用是方"的方证相对说的涵义是截然不同的，两者相反相成，成为辨证论治学说里不可分割的一对重要范畴。

东汉时期的张仲景，是辨证论治学说体系的创始人，这是大家公认的。我们从仲景书里就不难发现后世学者提出的"有是证用是方"的"方证相对"无法解释的一些条文。例如：

（1）五苓散

由茯苓、猪苓、白术、桂枝、泽泻五味药物组成，其主治证依吴谦《医宗金鉴》之说主要有二：一治水逆，水入则吐；一治消渴，水入则消。很显然，这是以仲景《伤寒论》之说为依据的。至于汪昂《医方集解》则说五苓散"通治诸湿腹满，水饮水肿，呕吐泄泻，水寒射肺，或喘或咳，中暑烦渴，身热头痛，膀胱积热，便秘而渴，霍乱吐泻，痰饮湿疟，身痛身重"。这是从历代医家临床经验中总结出来的。吴汪二氏所说的主治证尽管详略不同，但论其方取效之机理，莫不以为是利水渗湿之功。所以，现代方剂学大多把五苓散列入"利水渗湿剂"中。然而，仲景书在五苓散方后说："多饮暖水，汗出愈。"而从来没有"小便利则愈"的说法。可见把五苓散列为"利水渗湿剂"，是议方药而不议机体反应状态即病证机理的片面观点。此外，我们从《备急千金要方》还可看到如下的记载："五苓散，主时行热病，但狂言烦躁不安，精彩（目光）语言不与人主相当者……水服方寸匕，日三，多饮水，汗出即愈。"（《千金要方·卷九·伤寒上·发汗散第四》）观其所叙证候，近似"如狂"，与水逆、消渴、水饮水肿、水寒射肺等迥然有别；其取效之由，亦非利水渗湿，而是"发汗"。再看仲景书，北宋开宝年间高继冲进献的《伤寒论》在"伤寒叙论"一章里说："若得伤寒病无热，但狂言烦躁不安，精气言语与人不相主当，勿以火迫，但以五苓散三二钱服之，可与新汲水一升或一升半可至二升，强饮之，指刺喉中吐之，随手便愈。"然则同一个五苓散，既可用来利水渗湿，又可用来发汗，还可用作涌吐剂，这哪里是"有是证用是方"的方证相对说可以讲清楚的？所以，清代不著撰人的《伤寒方论》称"五苓散为两解表里之首剂"，也许不是没有一点理由的。至于《外台秘要方》卷三十二"头发秃落方一十九首"里收载的"深师茯苓术散"，其方所用药物与五苓散全同，其主治证为"发白及秃落"，与仲景《伤寒论》五苓散的主治证全不相干。

现代研究发现，五苓散对健康人及正常小鼠和家兔，均无利尿作用；只有在水液代谢障碍时，才呈现其利水渗湿作用。这从一个方面表明，方证相互作用是方剂学的也是辨证论治学说的灵魂。

（2）肾气丸

《金匮要略》既有以之利小便的，如云："虚劳腰痛，少腹拘急，小便不利者，八味肾气丸主之。""妇人病……转胞不得溺……但利小便则愈，宜肾气丸主之。"又云："男子消渴，小便反多，以饮一斗，小便一斗，肾气丸主之。"在这里，"虚劳腰痛""转胞"与"男子消渴"病种不同，"小便不利""不得溺"与"小便反多"证候表现亦恰好相反。至于肾气丸的现代研究报告，有治高血压的，有治前列腺肥大的，有治慢性肾炎的，有治白内障的，有治性神经衰弱的，有治脑出血后遗症的，有治糖尿病的；动物实验有说可以降血糖，也有说可见升高血糖的。所有这些，亦正好说明任何一个方剂在机体不同状态下，可以呈现出所谓的"双向作用"或多样性功能。

以上仅以五苓散与肾气丸为例，说明"同方异证"在古方书中并非罕见。至于"同证异方"之例，见于仲景书者亦有很多。如《伤寒论》141条说："寒实结胸，无热证者，与三物小陷胸汤，白散亦可服。"又如《金匮要略·胸痹心痛短气病脉证治》说："胸痹心中痞气，气结在胸，胸满，胁下逆抢心，枳实薤白桂枝汤主之，人参汤亦主之。""胸痹，胸中气塞，短气，茯苓杏仁甘草汤主之，橘枳姜汤亦主之。"又《金匮要略·水气病脉证并治》说："里水，越婢加术汤主之，甘草麻黄汤亦主之。"又《金匮要略·痰饮咳嗽病脉证并治》说："夫短气有微饮，当从小便去之，苓桂术甘汤主之，肾气丸亦主之。"更有一证用三方者，如《金匮要略·消渴小便不利淋病脉证并治》说："小便不利者，蒲灰散主之，滑石白鱼散、茯苓戎盐汤并主之。"

对于这些"同证异方"的条文，在坚持"有是证用是方"的学者那里，尽管都有所解释，但无一不是运用"以方测证"的方法，即是根据方药性味功能推测出来的。在方药功能固定的前提之下，推测的结果不用说必然百分之百符合方证相对的原则。所以，初看起来这种解释似乎达到了天衣无缝、无懈可击的水平。然而，现代研究告诉我们，任何一味中药都含有多种有效成分，因而它们的药理作用也往往是多方面的，在机体不同状态下就会呈现不同的功能。二味以上组成的复方，则尤为复杂。所以，"以方测证"的本身，就不是什么正确可靠的唯一的科学方法。成书于先秦时期的《吕氏春秋》，在其"本味篇"中就说过这样的话："调和之事，必以甘酸苦辛咸，先后多少，其齐甚微，皆有自起，鼎中之变，精妙微纤，口弗能言，志不能喻。"20世纪初以广义相对论成名的物理学家爱因斯坦也说："当一个复杂现象中起作用的因子数目太大时，科学方法在多数情况下就无能为力了。"所有这些，都说明中药复方的研究是十分困难的课题。但是，如果我们停留在"方证相对"和"以方测证"的水平上，那么就永远也不会有所发现、有所前进，方证之间相互关系的谜团也就永无解开之日，中医药学的现代化也将遥遥无期。

（转载自《北京中医药大学学报》1998年11月第21卷第6期）

治病要有层次

施奠邦

●

编者按:

施奠邦（1924-2005），著名中医学家，原中国中医研究院院长。一生勤奋治学，善于继承，勇于创新，学术见解独特，临床疗效显著。

本文从一个真实的脾胃虚寒胃脘痛的病例，引出治病要有层次的话题，颇有启迪意义。该患者先后经历三个层次方药的转换，最终取得较好疗效。

施老说，辨证无误，所选方药亦无错谬，但服之无效，此乃常见之事。因为对一个患者来说，辨证正确，但治疗立法可有多种，立法相似，选方用药又可不同，临证常需根据服药后病情反映，逐步调整，最后找到一个比较有效的治法。因此，医者必须掌握治法层次，做到胸有成竹，才能提高中医疗效，否则遇到治疗无效时，就会束手无策。说得有道理。

●

某日，进修大夫带了一位患者来问："这位病人患胃脘痛，是否为脾胃虚寒之证？请老师为我释疑。"我遂向患者询问病情，得知该病人胃脘痛已有多年，这次病发已有数月未愈。其主要症状为胃脘作痛，空腹则甚，得食则稍缓，饱食则脘胀不舒。平素畏食生冷，食欲不振，口不干，胃中无灼热之感，常觉手足发凉。按其脉沉细而弦，舌苔薄白，舌质淡嫩。根据上述症状，我说："此证可以诊为脾胃虚寒。"进修大夫又问："此病人曾用香砂六君一类的方剂无效，而后根据文献报道，胃脘痛脾胃虚寒型可用黄芪建中汤。但这位病人已多次用此方加味，疗效仍不明显，请问老师再用何法施治？"我说："辨证无误，所选方药亦无错谬，但服之无效，此乃常见之事。对此病人进一步以何法施治，《伤寒论》有：'伤寒阳脉涩，阴脉弦，法当腹中急痛，先用小建中汤，不差者，小柴胡汤主之。'细察《伤寒论》此条原意，用小建中汤并不错误，但因无效而改用小柴胡汤。这是一证而可用两法。另外，可参阅《丁甘仁医案》脘胁痛一门中的韦左一案，亦为中气虚寒，脘腹作痛，初用小建中汤未愈，而后改用小建中汤加小柴胡汤。此丁氏所谓：'复方图治，奇之不去则偶之之意，先使肝木条畅，则中气始有权衡也。'丁氏此案，是对虚寒性胃痛，从肝脾胃调治，结果使病延二载未愈之疾，用本法获效。故丁氏之经验，可以作为治疗这类病人的借鉴。丁氏所用之法，我体会可能就是从《伤寒论》中所来，并且还作了理论的阐述；其实丁氏之方，也就是《外台》治心腹卒中痛之柴胡桂枝汤方加减。根据以上所谈，对此病人如何进一步治疗，可以用柴胡桂枝汤去黄芩之苦寒，加草豆蔻之温中，当归以养肝血，乌梅之酸以敛肝气，使肝木之气不横，脾胃之气得以温养，其胃痛可得以缓解。"随即与进修大夫共拟一方。交患者调治。

　　一周后，患者来复诊，谓经服此方后，胃痛大见减轻。过了几天，这位进修大夫又来告，他又遇另一患者，病情与上述病者基本相同，其他大夫也是诊为脾胃虚寒而用黄芪建中汤加味未见效果，后仿照前例之治法，改用柴胡桂枝汤加减，也取得较好疗效。

以上病例说明中医治病，要提高疗效，一方面必须在中医理论指导下辨证论治，另方面还需要很好地继承挖掘前人的宝贵经验。因为对一个患者，辨证正确，但治疗立法可有多种；立法相似，选方用药又可不同，在临证时，常常需要根据服药后之病情反映，逐步调整治疗方法，即使有经验的医家，特别对某些疑难病例，往往有一个治疗观察过程，最后才有一个比较有效的治法。`所以对某一病证，医者必须掌握治法层次，否则遇到治疗无效时，就会感到束手无策，这对一位缺乏临证经验的初学中医的大夫来说更是重要。

以上述脾胃虚寒胃脘痛为例，来说明治病的层次。如香砂六君子汤以治虚寒胃痛，乃是较浅层次；如服之无效，用黄芪建中汤乃温养脾胃，又兼治肝，使木不乘土之法，这就是较深的层次；如若无效，上述柴胡桂枝汤加减，是较黄芪建中汤更深一层；若从肝脾治疗无效，而脾胃虚寒较重，还可用补火以生土法，这又有两层，一以补养心火，一以补养命门，应以具体症状不同选用，这是另一层次的治法。其他如罗谦甫的扶阳益胃汤以附子理中汤合桂枝汤加吴茱萸、草蔻、陈皮、益智仁等脾肾肝同治，对胃痛虚寒较著者也是一法，可供选用。

所以见症皆属脾胃，虽无肝经之证而从肝治，虽无肾虚之证而从肾治，或者以诸脏相兼调治，这就是根据脏腑虚实，寒热阴阳，以及五行生克制化等中医基础理论在临证时的运用。

总之，医者治病，必须对病情、证候十分清楚，治法层次胸有成竹，才能提高中医疗效。

（转载自《北京中医杂志》1986 年第 3 期）

谈谈扶脾阳与养胃阴

施奠邦　钱　英

●

编者按：

　　这是一篇把扶脾阳、养胃阴及两者关系讲明白的好文，思路清晰，阐述透彻，文笔流畅。弄懂这个话题，就抓住了调理脾胃的关键；精于调理脾胃，就能在各科诸多病症治疗中，获得一个重要的制胜法宝。

●

　　调理脾胃是中医学治疗体系中的重要一环，扶脾阳与养胃阴乃是这一环中的主要所在。现就扶脾阳与养胃阴在临床上的应用，谈谈粗浅的看法。

一、扶脾阳

1. 脾的生理功能

　　脾属脏为至阴，脾阳在人体的作用主要是运化精微和温养四傍。扶脾阳旨在运化精微，进一步可以化湿、制水、生金、统血、提升中气、消除虚热，也可以温煦四肢、充养肌肉、固密腠理。

2. 李东垣的贡献

李东垣在《内经》和前人经验的基础上，继承了张洁古的补益脾胃思想，反对张子和喜用吐下，注重培健脾土，升益中气，形成了补土学派。他在《脾胃论》中指出：脾胃乃人体升清降浊之枢纽，强调补中、升阳、益气之法，立方"补中益气汤"加减二十五条，"调中益气汤"加减十五条，善用芪、术、升、柴诸药，对后世的影响至今仍很深远。

3. 脾阳虚衰的病证

脾阳虚衰的病证有脾胃虚弱（如胃痛、泄泻、慢脾风），痰湿凝聚（如痰饮、痰核、痰厥、阴黄、湿痹、带下），水邪泛滥（如肿胀、水鼓、咳喘），中气下陷（如脱肛、阴挺、囟门塌陷、虚损劳热），脾不统血（如崩漏、便血、瘀斑），四肢不温（如脉痹、脱骨疽），肌肉不充（如久败疮、痿痹），腠理不固（如自汗、经常感冒）。

4. 治法与方药

扶脾阳旨在培健中土，包括健脾助运和升益中气两个方面，一来运化，二来升发。此外，温补命门可使少火得壮以上蒸脾土，间接可以扶脾阳。健脾助运的方剂有香砂六君子汤、参苓白术散、理中汤、实脾饮、养中煎、椒术养脾丸等。升益中气的方剂有补中益气汤、调中益气汤、黄芪建中汤、七味白术散、举元煎等。补火生土的方剂有桂附八味丸、四神丸、附子理中丸等。健脾药用山药、云苓、扁豆、苡仁、莲肉；温运药用干姜、苍术、木香、草蔻；升阳药用升麻、柴胡、葛根、煨防风；气药用党参、黄芪、白术、炙草；温肾补阳药用附子、肉桂、补骨脂、肉豆蔻。

病案举例：

谷某，男，42岁，干部。病历号：95449。

主诉：间歇性腹泄10余年，近日加重。

病史：十几年前开始，常常腹泄，每遇劳累、受凉、精神紧张及吃纤维较多之食物即发腹泄，一日3～4次，每次发作持续数日。经某医院诊为：过敏性结肠炎。曾用合霉素等西药未效。

现症：每隔7～8天腹泄发作，持续2～3天，每天3～4次，便如糊状夹有完谷，便前有时少腹隐疼，肠鸣，纳谷不香，食少，食后胃脘胀闷，口不干，不泛酸，寐难易醒，脉小滑，舌苔根部稍腻。

此乃脾虚失运，清气下陷而为飧泄。升清降浊必以扶中为先，宗补中益气汤加减治之。

党参12g，黄芪12g，炒白术12g，炙草4.5g，升麻3g，柴胡6g，青陈皮各6g，煨防风6g，焦六曲10g，川芎4.5g。

二诊：上药进4剂，食欲增加，纳谷觉香，大便软，腹已不疼，眠仍差，脉舌同前。拟前方加炒秫米（包）24g，法半夏6g。嘱温服十四剂。

三诊：大便日行1次，有不尽之感，初成形，后较溏，偶有腹疼，肠鸣，脉舌同前。此离厕仍有便意，属脾虚有寒，中气下陷。拟扶脾升阳，并以制肝之剂。

党参12g，炒白术12g，怀山药15g，升麻3g，柴胡4.5g，甘草

3g，焦六曲 10g，生姜 6g，宣木瓜 10g，薤白 4.5g，肉豆蔻 4.5g，炒
白芍 15g。7～10 剂，温服。

四诊：大便成形，日行 1 次，食欲好，无肠鸣，脉缓，舌净。
证属基本痊愈，拟丸药调理，以期收功。人参健脾丸 40 丸，每服 2
丸，日服 2 次。

二、养胃阴

1. 胃的生理功能

胃属腑为阳土，其体阳而用阴，胃阴在人体的作用主要是受纳
和腐熟水谷以及濡润宗筋百骸。养胃阴能使受纳和腐熟水谷的功能
增强，进一步则可使胃之阴阳协调，降而不逆，并能游溢精气，以
供脾气散精，上朝于肺，肺朝百脉，九窍通利；还可以使上下阴阳
相交，卧眠得安，又可以防御肝木顺乘。

2. 叶天士的贡献

叶天士深得《内经》之旨，承袭了仲景的急下存阴其治在胃的
思想，立论：阳明阳土得阴自安，胃喜清柔，最恶刚燥。他认为东
垣之法大升阳气，其治在脾，而治脾之药不能笼统治胃。若脾湿寒
凝，胃阳不振，则东垣之法效如桴鼓；如遇体质属木火之性，脾阳
偏盛，胃阴素亏者，芪、术、升、柴不可轻投。从而叶氏制定了养
胃方，由麦冬、玉竹、沙参、生草之类酌加石斛、大麦仁、乌梅等，
燥极加甘蔗汁。后来，吴鞠通受叶氏著述影响和启发，并加以发挥，

设立益胃汤、护胃承气汤、增液承气汤等，使养胃阴的理论更加完善。

3. 胃阴亏损的病证

胃阴亏损的病证有胃痛，中消，噎膈等；胃失和降则可造成呃逆、呕吐、嘈杂、梅核气、卧不安等；津液失于上朝可引起干咳、失音等。胃阴不足的典型症状，可见不饥少纳或虚痞不食或多食而瘦，咽干口燥，口渴思饮，形瘦枯槁，五心发热，午后及夜寐烦躁，大便干结，脉细略数，舌质光红无苔，或有裂纹，或苔剥脱。

4. 治法与方药

养胃阴旨在沃焦救焚，主要用甘寒养阴，一来柔润，二来清降。此外，急下存阴可使釜底抽薪，以间接护养胃阴。

甘寒养阴的方剂有叶氏养胃方、吴氏益胃汤、沙参麦冬汤、五汁饮、消渴方等。急下存阴的方剂有大承气汤、小承气汤、调胃承气汤。增水行舟的方剂有增液承气汤、新加黄龙汤、护胃承气汤等。

养阴药用石斛、麦冬、沙参、玉竹、百合、生白芍、生地、知母、花粉、寒水石、梨汁、藕汁、荸荠汁、西瓜汁、甘蔗浆等。

病案举例：

楚某，男，32 岁，干部。病历号：94280。

主诉：4 个月来呕吐。

病史：3 年前开始，常有胃脘嘈杂不适，饿时更甚，进食稍安，食油腻则胃胀。近 4 个月来，消谷善饥，过饥或受凉即发呕吐，吐出少量黄色酸水。每次发作均需注射止吐针。

现症：烧心泛酸，时有嗳气，前天呕吐少量黄色酸水，口干思凉饮，易汗出，头额时痛，大便稍干，小便如常。看之形体较瘦，牙板燥白，舌质略红无苔，口气微臭，脉弦大。脉症合参，此乃阳明有热。阴愈伤则胃愈热，胃失冲和，逆而不降则发呕吐。拟甘寒养胃佐清热降逆之剂，宗叶氏养胃方和白虎汤意。

石斛 12g，沙参 10g，玉竹 12g，知母 10g，生石膏（打）12g，马尾连 3g，代赭石 12g，陈皮 10g，生谷芽 10g，神曲 12g，生草 6g。

二诊：上药进 5 剂，泛酸、呕吐止，仍口干思饮，消谷善饥，二便调，睡眠安，脉弦舌净。继守原意，前方去神曲、生谷芽、陈皮，加生地 15g，生扁豆 12g。6 剂，隔日服 1 剂。

三诊：自述口干易饥好转，食量正常，呕吐一直未作，二便调，脉缓舌净。仍服上方 6 剂，隔日服 1 剂。后拟丸药常服，调理善后。

丸药方：

生地 30g，石斛 24g，麦冬 20g，玉竹 24g，藿梗 12g，知母 20g，生扁豆 24g，陈皮 12g，生草 12g，生谷芽 20g，清夏曲 20g。

上药共研细末，炼蜜为丸，每丸 10g，每服 1 丸，每日 1 次。

三、扶脾阳与养胃阴的关系

脾与胃在生理功能上关系十分密切，两者是相辅相成的统一体，共同完成纳运水谷，化生气血的作用。另一方面，脾与胃也各有其生理特性，如脾属脏主阴，胃属腑主阳；脾在里属太阴，主湿；胃在表属阳明，主燥；脾司运化，其性宜升；胃司受纳，其性宜降。

在病理上两者相互影响，例如脾虚湿困，可以阻遏胃阳，产生中满腹胀，不思饮食；胃实燥热可以消烁脾阴，产生口干唇燥，大便秘结。

在治疗上，古今医家也常相提并论，如调理中州，健脾和胃，以及和中、调中、建中、补中、理中、温中等脾胃兼顾的治疗法则。如资生丸，既健脾又开胃，即消食又止泄，是调和脏腑，濡养营卫以补后天之本的有效方剂。

在用药上，脾喜甘温刚燥，最恶滋腻；胃喜甘凉柔润，最恶燥劫。治脾多宜升发，以运为健；治胃多宜清降，以通为补。因此，治脾之药不能笼统治胃，治胃之药不能含混治脾。

总之，扶脾阳与养胃阴既是相辅相成，但又各自有别。

病案举例：

徐某，男，39岁，干部。住院号：2825。

主诉：3年来反复呕吐伴有黑便。

病史：患者于10年前常有胃痛、吐酸，于3年前（1956年8月），因十二指肠球部溃疡做胃大部切除术，术后常腹痛。1959年1月发现胃空肠结肠瘘，二月又做胃空肠结肠瘘切除术及胃十二指肠吻合术。术后仍常胃疼，注射阿托品只能暂时缓解。于同年3月住某医院，诊断为：十二指肠球部溃疡术后吻合口溃疡。曾用中西药物治疗未效，于8月19日转西苑医院。

现症：患者卧床不起，胃脘及上腹疼痛，空腹疼甚，得食稍安，腹略胀并在食后及夜晚尤重，时有嗳气，恶心，呕吐，口不渴，大便较干色黑，小溲如常，因胃胀疼而不得安寐，脉沉细小略数，舌质光嫩而红，略有白苔浮于舌面如雪花。患者素患肝胃失和，几经手术，元气耗伤。腹胀便难，嗳气呕吐，此乃脾胃已失升清降浊之机，胃不和则卧不安矣。然舌红光嫩，胃阴受戕，不耐辛香理气刚燥之剂，先以柔养胃阴，待后天元气自复，宗一贯煎加味：

当归 12g，北沙参 12g，甘枸杞 10g，川楝子 10g，天麦冬各 10g，生白芍 12g，野百合 20g，怀山药 12g，紫丹参 10g，甘草 4.5g。

以后又在此方基础上加生地、首乌、白蜜、生麦芽。

9月7日：上方共服 18 剂。大便之后腹胀依然，食纳不香，脉小滑，舌苔白，舌质已不红。此乃胃阴渐复，脾阳欠振，可以渐次加入扶脾调气之药，更方为：

全当归 15g，生地 15g，生白芍 15g，甘枸杞 12g，北沙参 12g，生草 6g，紫丹参 10g，云苓 12g，野於术（土炒）12g，檀香 6g，砂仁 6g。2 剂。

9月9日：前方加生芪 10g，又服 4 剂。

9月13日：腹胀有减，脉沉小，仍感乏力，将生芪增至 15g 继服。

以后病情基本稳定，胃痛发作时，服"健胃定痛散"①，每次 6g；不痛时，间服"养胃膏"②，每次 15g，每日 2 次；东北参粉，每日 1

---

① 健胃定痛散：甘草 60g，元胡 45g，鸡内金 45g，乌贼骨 45g，生白芍 45g，香附 30g。共研细末，每服 6～10g。

② 养胃膏：百合 60g，於术 60g，苡仁 30g，黑豆 30g，云苓 45g，山药 60g，当归 60g，生白芍 45g，忍冬藤 60g，赤小豆 30g，白檀香 15g，制香附 15g，合欢皮 60g，炒麦芽 30g，粉甘草 60g。上药浓煎二次，加白蜜 120g，冰糖（或白糖）250g，合并收膏。

以上二方均由徐季含老中医所拟。

次，每次 1.5g。间断服以上方为主的汤剂。共调理 3 月余，至同年 12 月 23 日，病情继续好转，胃疼极轻，腹胀消失，大便日行一次为黄色软便，食纳增进，已能户外散步，脉缓小，苔薄白。以后出院疗养。

注：徐季含是已故老中医，当时为西苑医院内科主任。以上三案均采集自该院门诊和病房病历，系由徐老和施奠邦医师主治。缺远期追访为憾。

四、讨论

1.病案一，为十余年的脾阳虚之飧泄，用扶脾阳法，始终守补中益气汤治之，方中所用川芎之理，取自尤在泾的《金匮翼》中芎劳丸主治濡泄，共服 30 余剂而愈。病案二，为 3 年之久的呕吐，用养胃阴法，宗叶氏养胃方加味，服药近 20 剂，加丸药一料而收功。病案三，为多次手术之后脾阳与胃阴俱伤之胃脘久痛，先用养胃阴，以后渐次增入扶脾阳诸药，调治半年余而基本痊愈。

脾胃两伤而先养胃阴的道理，在于诸药皆先入胃，胃若不受，百病难疗。故需先养胃阴以求胃纳冲和，能以受药，其中可稍佐甘平助运之剂，但切忌先投刚燥之品扶脾，或香窜之药理气，以防胃气更伤。

2.徐季含老中医治疗胃脘久痛（其中多数经西医确诊为溃疡病），凡见口干舌红、大便干结者多宗一贯煎加减，注重胃阴，疗效颇佳。据报道，用黄芪建中汤加减治疗虚寒型溃疡病者，也多效果很好。深思其理：一从胃阴，一从脾阳；一偏柔养，一偏温扶，效果皆佳。正说明中医学辨证施治的重要和扶脾阳与养胃阴在临床上的指导意义。

3. 临床上往往遇有脾阳虚和胃阴伤同时存在的病证，比较复杂难治，要扶脾阳和养胃阴兼而顾之。近代张菊人老中医曾写道："余在 50 余年体验中，常见有脾阳、胃阴俱病者，症既复杂，治也棘手。"又写道："胃阴伤和脾阳虚者应兼用东垣、天士之方，庶无偏胜之弊。"从病案三可以看出，应该抓住矛盾的主要方面，权衡轻重，治疗上应该谨守病机，掌握先后缓急，常以养胃阴为主，渐次佐入扶脾阳之药。

4. 并非治脾只有扶脾阳，治胃只有养胃阴，更不是调理脾胃只要扶脾阳和养胃阴就行了，也应该看到脾阴和胃阳两个方面同样不可忽视。例如脾阳不足，每多影响胃阳不振，产生胃脘寒痛、纳呆、痞闷等症，常用良附丸、温胃汤等以温胃散寒；胃阴不足，又每多影响脾津不行，产生脾约便秘、肠燥下血等症，常用脾约麻仁丸、养荣健脾丸等滋润脾阴。这方面本文不再赘述。

（转载自《新医药学杂志》1979 年第 2 期）

经

验

夏仲方治疗肾炎一得

邓嘉成整理（上海市中医文献馆）

●

编者按：

    夏仲方（1895-1968），当代著名的中医经方学家。对仲景方药，研究精深，且善于活用。又精于脉理。治病主张"祛邪为主"，但亦不排斥"补法"，治疗伤寒、妇科病及疑难杂症尤为擅长。现存《中医经方学家夏仲方》一书。

    本文详实整理了夏老采用经方治疗肾炎的宝贵经验，堪称范文。文章开头辨别肾炎虚实，前半部分结尾所归纳的肾炎治疗大法都是提纲挈领之语。各方的方后按语也写得精彩，举凡应用指征、鉴别经验、脉证特点、用药心得等都囊括其中，读时不可一扫而过。

    文章后半部分，专门介绍夏老对肾炎尿血症和尿毒症的辨治心得。这样，连同前半部分，就把夏老治疗肾炎的经验和盘托出，读者理当珍惜。

●

    肾炎一病，中医学名为"肾风""风水"，病者以水肿为主证，遭受风湿之邪为发病的主要因素。沪上已故著名中医夏仲方先生（1895-1968）擅用仲景方，他认为将《金匮要略》论治风水的方法施用于肾炎最有实效；要诊治本病，当首辨"证"之虚实。

夏老曰：急性肾炎多属实证，慢性肾炎多属虚证；水肿皮肤光亮、绷急、紧张多为实证，水肿皮肤弹力弱多为虚证；病人舌苔厚腻者多为实，舌淡或少苔者多为虚；脉象有力者多为实，脉象无力者多为虚；大便秘结、粪条粗硬者为实，大便快利、水泻者为虚（如大便成形而夹杂水分，登圊次数不多，也为实证）；小便短少、尿色深褐或赤褐、气味重、尿液浓者属实，尿量不少甚至超过饮入量、尿色无异常、气味不重、尿次频繁等皆作虚看。此外，病者体型肥胖或瘦削，肌肉坚实或松弛，皮肤老结或柔嫩，血色红润或苍白，以及毛发的疏密、粗细、黄黑等也可作为辨别水肿实证或虚证的参考。

夏老治疗肾炎的常用方如下：

1. 越婢加术汤（麻黄、石膏、甘草、生姜、大枣、白术）：用于肾炎实证者。证见全身肿、下肢尤甚，脉沉，小便少，自汗出，口渴，或有气息喘粗者。对兼有发热而脉不沉者也适用。

按：本方为急性肾炎所常用。方中麻黄、生姜发表利水，使水从汗泄，乃因势利导，无碍于自汗出症；白术以除肌表之湿；石膏性寒清热，为口渴而设。

2. 大青龙汤（麻黄、桂枝、杏仁、甘草、石膏、生姜、大枣）：用于肾炎实证水肿并发高热，恶寒，头痛，骨节疼，无汗，尿量尚可，脉浮紧，口渴，烦躁。

按：本方即越婢加术汤，去术加桂枝、杏仁，发汗力强于越婢。使用要点在发热无汗而尿量不太少，脉之强度超过越婢。

3. 小青龙汤（麻黄、桂枝、细辛、干姜、半夏、五味子、芍药、甘草）：用于肾炎实证水肿伴有气喘，咳吐稀薄泡沫痰，发热或有或无；脉浮而无大青龙证之紧张洪大，以浮细有力最为合适。

按：本方能消散胸肺积水而从表泄，同时可退皮肤水肿。如伴有泛吐、胃呆，也可兼治。方中五味子，在急性实证时一般不用，而易以生姜，其效更佳。

4. 麻黄连翘赤小豆汤（麻黄、杏仁、桑白皮、连翘、赤小豆、甘草、生姜、大枣）：多用于皮肤病内攻，发为肾炎水肿实证。脉紧、发热、烦渴似大青龙证但较轻（无发热也可用）及小便浑赤而量少者。

按：方中麻黄透表、连翘清解利尿、赤小豆利尿消肿，三味共为主药。应用时，加银花、苍术、黄柏，效果更显。大便秘结者，可酌加大黄以排毒通便。

5. 五苓散（白术、桂枝、猪苓、泽泻、茯苓）：适用于肾炎属表虚里实证者，表虚脉弱不一定有发热；里实是指烦渴、小便不利、渴饮即吐，诊为"水逆"，扣其上腹有振水音时尤可选用。

按：本方是利小便的代表方，肾炎使用机会较多。桂枝是方中"灵魂"，《别录》谓："通血脉，宣导百药。"临床体会，桂枝上能除痰，下能利尿，中能健胃，外能发汗，里能通血。由于水饮上凌而发生搐搦、眼黑、脑痛、呕吐、怔忡等症（尿毒症），也可用本方治疗。必须注意，桂枝不宜大量地长期或单味使用，以免增加尿蛋白；若用量小并适当配伍，则不妨久服。

6. 麻黄附子甘草汤（麻黄、附子、甘草）：适用于素体阳虚而患急性肾炎或慢性肾炎新加感冒，辨证属于表实里虚者。皮肤水肿有相当紧张性，并有恶寒、发热、无汗、头痛等表实证（不发热者也可用）以及脉沉小等里虚证。

按：不论病者肿势如何，凡出现少阴证者，即可用本方治疗。方中附子性热，功能温壮肾阳，服后往往不见汗出，多见小便增利而症状消失。肾炎之"炎"，不能认为炎炎火热，相反有时看到的是沉沉寒水，控制生命所系的命门之火淹没不彰，故必须"益火之源，以消阴翳"，来挽救垂危。

7. 防己黄芪汤（防己、黄芪、白术、甘草、生姜、大枣）、**防己茯苓汤**（防己、黄芪、甘草、茯苓、桂枝）：二方适用于肾炎虚证。症见脉浮弱，汗出恶风，发热有无不一定（有也不是高热），皮肤肿、弹力弱，肤面湿润，无五苓散证之烦渴、小便不利。

按：二方在急性肾炎初期使用机会少，而对虚证肾炎水肿有卓效。二方比较，防己黄芪汤力较逊。黄芪有利尿功能，陆以湉谓许埏治一全身水肿之人，气喘，二便闭，甚危，用大量黄芪加少许糯米一服后，小便大通，喘平肿消。

8. 当归芍药散（当归、芍药，茯苓、白术、泽泻、川芎）：用于慢性肾炎虚证，也可用于急性肾炎后期。症见脉弱或弦而无力；有贫血征象，尿量尚可，肿势不甚，或伴头晕痛、心悸、胃肠停水、腹痛便溏者。

按：本方为利血利水剂。仲景云："血不利则为水，名曰血分。"凡水肿病而见贫血、郁血现象者，皆本方所治。

9. 金匮肾气丸（熟地、山药、山萸肉、茯苓、泽泻、丹皮、桂枝、附子）：用于慢性肾炎虚证。症见脉沉弱，或反常的弦劲紧张有力（此紧硬有力之脉，多伴高血压，不作实证看）；贫血，面色暗晦，小便不利或过利；口渴，小腹不仁，腰酸痛，脚跟痛，脚弱、麻、冷，或反脚热；头响、晕、胀、心悸、失眠等症。主要以尿量异常、口渴及腰、腹、脚部分症状为主。

按：本方是虚证利小便方，也治小便反多者。方以大量地黄为主，《本经》谓其主逐血痹，填骨髓；《别录》谓其主破恶血，溺血，利大小肠。临床体会，地黄有利血利水之能，与当归芍药散同功。所不同者，本方配合萸、丹和小量桂、附，重点在治肾、治肝；当归芍药散重点在治脾、治心。

曾治纺院内科谢医师之姑婆，60岁，患肾炎高血压，体胖面肿苍白，腰酸，头响，失眠，烦渴，尿频，脉弦硬。给服肾气丸10余剂而尿量正常，肿退，脉柔。又服10余剂，头响、失眠俱好，但存腰酸；血压自210/140mmHg（28/19kPa）降至140/80mmHg（19/11kPa），尿蛋白由（+++）减至极少。

归纳以上选方，实证常用麻黄剂，有热者配石膏、大黄；虚证常用之药：在气是芪、术，在血是归、地，虚寒者配附、桂，这是治疗肾炎的一个大法。

尿血，是肾炎患者的常见症状。肉眼见到尿浑带血者，可随证加用蒲黄、茅根、栀子等止血利尿药，但用于实证有效。若只凭化验有红细胞（肉眼看不见）者不必用此，按辨证适当处理自然会好。至于虚证血尿，尤其是慢性期患者，宜用阿胶、地黄。若尿色浑浊灰黑似杂有灰尘样者，为瘀血尿，阿胶、地黄也非其治，须用琥珀末，日吞0.9～1.5g，可服至1个月，至尿清为度。琥珀有利水散瘀安神之能，对瘀血尿有效，对整体无害。但若慢性肾炎见贫血而无瘀血征象者，一般不宜用琥珀。

尿毒症，多见于肾炎慢性期，以呕吐、头昏痛、眼黑暗为主要证候，严重者惊厥、昏迷，类似《素问·奇病论》所说"肾风而不

—

能食，善惊，惊已，心气痿者死"之证。

仲景《伤寒论》少阴病篇中有许多证候与尿毒症相似，如317条通脉四逆汤证、309条吴茱萸汤证、316条真武汤证、318条四逆散证、320条大承气汤证（一法用大柴胡汤）。治疗尿毒症，可以选用少阴病篇的方法：

（1）通脉四逆汤（附子、干姜、甘草、葱白）：适用于脉微欲绝，手足厥逆证。可用于心力衰竭的急救。

（2）吴茱萸汤（吴茱萸、人参、生姜、大枣）：适用于呕吐水饮，脑痛如裂证。不下利也可用。

（3）真武汤（附子、白术、芍药、茯苓、生姜）：适用于心下悸，头眩，身𥆧动，泛吐证。

（4）四逆散（柴胡、芍药、枳实、甘草）：适用于脉弦紧或滑，胸脘痞满证。肾炎高血压且有胃肠充实症者，可以选用。

（5）大承气汤（大黄、芒硝、厚朴、枳实）：适用于舌苔干燥厚垢，脉沉而有力（但不可用于脉沉涩者），脘腹满胀拒按，便秘，尿秘或尿赤少证。腹泻清水而心下痛者也可用。

（6）大柴胡汤（柴胡、黄芩、芍药、半夏、枳实、大黄、生姜、大枣）：本方对于浆膜腔积水时最适宜。

以上六方用治尿毒症，其中通脉四逆汤、真武汤、吴茱萸汤三方治虚证，四逆散、大承气汤、大柴胡汤三方治实证。六方的作用，或温或补，或散或通，目的均在于排除"水毒"。尿毒症有因大吐劫伤津液，引起心力衰竭者，其证口干舌燥、无厚浊垢苔、二便不利、脉细软数。宜急投滋养津液以补救亡阴，可用麦门冬汤（麦门冬、半夏、人参、甘草、粳米、大枣）。麦冬须用大量，外有水肿也不妨用。

《中藏经》云："人中百病，难疗者，莫过于水。"肾炎发展到尿毒症阶段，病情变化迅速，往往朝方暮改，补泻无定，需随证治宜。

（转载自《湖北中医杂志》1989 年第 3 期）

治疗慢性腹泻的临床经验体会

陈继明讲述　邵晓明整理（南通市中医院）

·

编者按：

陈继明（1919-1988），生前是江苏省南通市的著名老中医，治病务实，医术精湛，治疗肝炎、肝硬化、慢性腹泻等病的经验尤为丰富。

这篇好文，用一个字评价，就是"实"。这个"实"字，首先是真实。如介绍用资生丸补消兼施，随证加减治疗脾虚夹湿腹泻，疗效可靠，我有相同体验。其次是详实。文章对每种证型腹泻的治疗思路、心得体会，都做了详实介绍，交代清楚。所以，文中验案要看，案前的概述和案后的按语尤需细读慢品，因为辨治心得全在其中。特别像肾虚奇经阳气不升，导致慢性腹泻，一般医生少有认识，故这方面经验更具有学习借鉴价值。

有人看完文章后或有疑问，慢性腹泻不也有湿热、食积引起，为何没有谈及？回答是：老中医谈经验体会，并不追求面面俱到，求真不求全，恰恰是它区别于教材的可贵之处。读者诸君，你们以为然否？

·

慢性腹泻在临床上颇为常见，以大便稀薄、次数增多、反复发作、病程较长为主症。中医学对慢性腹泻的认识，以脾病为主。《景岳全书·泄泻》篇说："泄泻之本，无不由于脾胃，盖胃为水谷之海，而脾主运化，使脾健胃和，则水谷腐熟而化气化血，以行营卫。若饮食失节，起居不时，以致脾胃受伤，则水反为湿，谷反为滞，精华之气不能输化，乃致合污下降而泻痢作矣。"指出脾胃受伤是泄泻发病的主要病机，同时对慢性腹泻的发展过程也做了较为详细的论述。他说："脾强者滞去即愈……脾弱者因虚所以易泻，因泻所以愈虚，盖关门不固，则气随泻去，气去则阳衰，阳衰则寒从中生……且阴寒性降下必及肾。"从脏腑机能的联系和影响，进一步阐明了脾病及肾的机理。

　　基于上述观点，历来医家对慢性腹泻的治疗，颇为重视脾肾两虚的病理机转。一般多从健脾和固肾着手，但慢性腹泻由于病因复杂，证情错综，所以，必须根据具体病情，予以不同处理，才能获得较好的疗效。下面就从临床常见的几种证型，谈谈治疗体会。

一、脾虚兼夹湿滞

　　慢性腹泻，主要在于脾胃功能障碍，以致运化失健，清浊不分，并走大肠而为泄泻，因泻致虚，因虚易泻，互为因果，缠绵难愈。故慢性腹泻以脾虚之证最为常见，尤以中焦虚寒者居多。临床所见，脾胃虚寒与水湿停滞有其因果关系。《内经》指出："湿胜则濡泄。"又说："诸湿肿满，皆属于脾。"因为脾脏的特性是喜燥恶湿，湿邪最易引起腹泻，腹泻更易引起脾虚，所以治湿健脾，就成为治泻的主要关键。

　　另一方面，脾虚消化功能障碍，最易食积停滞，所以在健脾的

　　　治疗慢性腹泻的临床经验体会

基础上佐以消导，对于促使肠胃机能恢复，有相得益彰之妙。临床常见的脾虚夹湿腹泻，其证大便稀薄，或夹黏液，次数不等，日久不止，伴见腹胀腹痛，食少乏力，面色少荣，体重减轻，脉濡软或缓滑，苔薄中心微腻。我在临床上选用资生丸补消兼施，随证加减，多能获效。

例1：朱某，女性，42岁，干部。患慢性腹泻已经3年。大便每日2～4次，稀溏不实，夹有黏液，肠鸣腹胀，食少乏力，迭经中西药物治疗，反复发作，迄未根治。近2年来稍食生冷，病情即见加剧，形体日趋羸弱，不能工作。经上海某医院检查，诊为"肠功能紊乱"。于1977年3月来南通诊治。脉濡软而有滑意，苔薄白而中心有蚕豆大一块垢腻，舌边有齿印。据证乃系中虚脾弱，湿滞不化，虚中夹实，治当兼顾。仿资生丸意加减图治。

药用：潞党参12g，炒白术9g，茯苓12g，炙甘草4.5g，生、熟苡仁各12g，生怀山药24g，砂、蔻仁各3g，焦楂、曲各12g，黄连1.5g，藿梗6g，广皮6g。

服五剂，腹泻一日2次，已无黏液，腹胀肠鸣均减。仍予原方去黄连、藿梗，加桔梗6g，炙鸡内金9g，又服10剂，食欲增加，精神亦振，舌心垢腻之苔亦化，大便成形，日仍2次。续予资生丸每服9g，一日2次，连服1个月，腹泻痊愈，形体日充，恢复工作，一切良好。

按：慢性腹泻脾虚兼夹湿滞者临床最为多见。此等证候，纯用培脾止泻，往往补滞难运。资生丸补消兼施，对于促进脾胃消化功能的恢复，最有裨益。本方出自缪仲淳《先醒斋医学广笔记》，原名"保胎资生丸"，用治孕妇脾弱消化不良、纳少呕吐腹泻等证。系由白术、人参、苡仁、茯苓、山楂、橘红、黄连、蔻仁、泽泻、桔梗、藿香、甘草、扁豆、莲肉、山药、麦芽、芡实等 17 味药所组成的复方。有健脾、开胃、消食、止泻之功。正如谢利恒《医学大辞典》中所说："既无参苓白术散之补滞，又无香砂枳术丸之燥消，能补能运，臻于至和。"这一评价，殊为中肯。

二、肾虚奇阳不升

慢性腹泻，缠绵难愈，不仅脾阳衰微，必然导致肾虚。肾为封藏之本，有赖脾气培养，而肾阳不振，命门火衰，又转而使脾运失健，两者有着互为因果的关系。方书所称"五更泻"（黎明时腹泻）又名"肾泄"，即是脾肾阳虚所引起。其证每至半夜或黎明之际，肠鸣腹痛，大便溏泻，腹部畏寒，有时腹胀，饮食虽好，神色憔悴，脉沉细，舌淡苔白，此证多属肠功能紊乱所引起，老年人患之较多。临床所见，"肾泄"不必限于黎明，诊断指征在于肾虚脉证表现。一般以温补命门，兼温脾阳为主治。成方四神丸即为此等证候而设。方中以补骨脂温补命门之火，吴茱萸暖脾祛寒，肉豆蔻温胃厚肠，五味子收敛止泻，配伍精当，力专效宏。我在临床上对脾肾虚寒症状明显的慢性腹泻，多配合附子理中丸同用，增强温补脾肾之力，疗效更有提高。但阳虚久泻，常见五脏精气亏损，有些病例虽有阳衰，往往不任桂附刚燥，宗叶天士所创温润升阳，通补奇经之法，颇能应手取效。

例2：邵某，男性，37 岁，教师。有糖尿病史，患久泻年余，日 3～4 次，稀黄无臭，或见完谷不化，口淡乏味，脘闷纳减，四肢乏力，小溲清长，遍服各种抗生素、维生素及中药温补脾肾之剂，迄无显效。虽做全消化道钡餐检查，未见器质性病变，多次化验大便，亦无异常发现。但久泻不已，形体日见消瘦，精神疲乏。诊脉沉细无力，苔白舌质淡，脉证合参，一派脾肾阳虚见症，仍宗前医治法，以附子理中合四神丸加减为方，服药四剂，泄泻如故，且感咽干心烦，苔脉则无变化。细思此证既属脾肾阳虚，何以温补脾肾无效？忆及叶天士《临证指南医案》治阳虚久泻，有温润升阳，通补奇经之例，详询患者，除上述见症外，伴有腰脊酸重、少腹冷痛之感，悟及泄泻虽属脾胃为病，久则必损肾气，肾气虚衰，命火不足，则病延奇经，奇阳不升，固摄维护失职，久泻因之难愈。改投温阳益肾、通补奇经之法。药用：鹿角霜 12g，巴戟肉 12g，菟丝子 12g，锁阳 12g，炒当归 9g，小茴香 2g，荆芥 12g，炒白术 9g，炮姜炭 3g，炙甘草 6g，仙灵脾 12g。服五剂，泻止痛愈，精神亦随之振作。仍予原法去小茴香、当归，加潞党参、生怀山药等，调理匝月而愈。

　　按：五脏精气虚衰，尤其是肾气虚衰，最易累及奇经，奇阳不升，下焦因以不固。治宜温润升阳，通补奇经。叶天士《临证指南医案》中对于内伤杂病，特别强调奇经病变与奇经用药，泄泻篇亦占有一定比重。这一病员原有糖尿病史，久泻不愈，投附子理中及四神丸法，非但无效，反增咽燥心烦，益信叶氏所谓"肾虚瘦泄，乃下焦不摄，纯刚恐伤阴液"之说为不谬。关于奇经理论，叶案阐述颇多，许多内伤杂病，用一般正经药无效者，多从治奇经着手，这些宝贵经验，值得我们进一步挖掘和探讨。

三、肝气横逆乘脾

情志的失调，往往影响脾胃消化功能，成为引起腹泻的因素之一。现代医学称之为精神神经性腹泻。它的发病机理是肝失条达，横逆乘脾，脾失健运，清气不升。其证每因忿怒或忧郁则发生腹痛泄泻，伴见胸胁痞闷，嗳气食少等症。形体苍瘦，脉弦，舌质淡红，苔薄或微腻。一般以制肝扶脾，理气升清为主治。成方痛泻要方最为常用。但肝气乘脾所引起的腹泻，大都由于脾气素虚，或本有湿滞内停，以郁怒为诱因，肝气横逆乘脾，因而发生泄泻。正如张景岳所说："凡遇怒气便作泄泻者，必先以怒时夹食，致伤脾胃，故但有所犯，即随触而发，此肝脾二脏之病也"。所以肝木乘脾所致之腹泻，见症较为复杂，用药亦须灵活，不能拘于痛泻要方，执守成法。我在临床上对于肝郁气滞较甚，症见胸胁满痛，腹胀肠鸣而痛泻，脉弦苔白者，在本方中多加柴胡、枳壳、香附、桔梗之属疏理气滞；夹有食积，苔腻脉弦而滑者，则加保和丸之类消导和中；若系肝阴虚耗，气机逆乱，侮脾作泻，症见腹胀痛泻，日久不止，干呕眩晕，舌红少苔，脉弦而细者，则仿叶氏甘辛酸法，以党参、甘草、乌梅、木瓜、怀山药、白芍等，配合左金丸，收效甚佳。

例3：江某，女性，39岁，工人。1977年5月10日初诊。原有高血压病史，经常眩晕失眠，患慢性腹泻已2年余，多发作于郁怒之后。发时大便稀烂，腹痛肠鸣，而痛不为泻减，伴见头晕呕恶，口燥咽干。在某医院检查，诊为①高血压；②结肠过敏。虽服疏肝和脾中药多剂，不能控制发作。近2月来腹痛泄泻，日益加重，不

—
087 | 治疗慢性腹泻的临床经验体会

饥不寐，呕恶时作，形体消瘦，面色青黄，脉弦细，舌光红。测血压145/98mmHg。良由肝阴素亏，风阳鼓动，气机逆乱，扰胃激肠。治宜酸苦泄热，甘酸化阴。

药用：北沙参15g，炙甘草9g，炙乌梅肉4.5g，生白芍15g，生怀山药30g，黄连1.5g，法半夏6g，天麦冬各12g，煨川楝子6g，生牡蛎30g，淡竹茹12g。连服四剂，呕泻均止，胃纳转佳，唯仍口干少寐，舌红无苔。予前方去黄连、川楝子、半夏、竹茹；加石斛、百合、酸枣仁、莲肉、淮小麦、净槐米等出入为方，调理半月，眠食如常，二便自调，血压亦平稳在正常范围之内。

按：肝为厥阴风木之脏，内寄相火。肝阴耗伤，相火上亢，犯胃为呕，侮脾则泻。内风鼓动，眩晕不寐诸症因以丛生，法宜敛肝理脾，降逆和胃，禁用耗阴升散之剂，亦忌滋阴柔润之品。这一病例，从疏调厥阴阳明，甘酸苦辛并用立法，服药四剂即获呕泻均止之效，继予甘酸化阴，养胃和脾调理而愈，取法叶氏治疗肝木乘于脾胃而致泄泻之前例，是肝逆乘脾又一类型的治疗方法。

四、脾胃气阴两伤

慢性腹泻，凡属脾胃虚寒，辨明脉证，治之不难。若泄泻日久，脾胃两虚，生化式微，气阴并耗，其证便稀或如水样，小便短少，伴见纳呆口干，腹部虚胀，消瘦乏力，脉虚细带数，舌淡红微干，苔少或见花剥，多见于慢性肠炎或菌痢后期，过用辛燥苦寒等药所引起。此等证候，用药温凉俱难，温则伤胃，凉则碍脾。宜从益气补脾，养胃生津，升陷止泻等全面照顾，始克有济。我在临床上选用四君子汤补脾气；白芍、山药滋脾阴；葛根、荷蒂升清气；莲肉、石斛养胃津，组合成方，随证加减，多能取效。

例4：马某，男性，62岁，退休工人。1961年初秋患腹泻，服藿香正气丸及西药合霉素等，泻利已减，但未根治。大便一日2～3次，稀烂有黏液，无脓血，圊时腹隐痛，无后重，改服中药煎剂，如苍术、厚朴、木香、砂仁、吴茱萸、黄连、温六散等二十余剂，腹泻不止，渐至不思纳谷，干呕时作，口渴心烦，神情疲乏，大肉尽削。邀余往诊。脉虚细而数，舌干红，苔花剥。乃缘湿热泻利，温燥太过，脾胃气阴俱伤，年逾六旬，素有不足，颇虑化源告竭，预后堪忧。姑予扶中益气，甘酸化阴。

药用：太子参30g，炒冬术9g，炙甘草9g，炙乌梅肉4.5g，生怀山药30g，生白芍12g，石莲肉12g，鲜石斛18g（川连1g同捣），烘葛根9g，荷蒂五枚。

服2剂，泄泻已减，干呕仍作，脉数较平，虚细无力，舌色干红少苔，胃纳不思，予前方去葛根、川连、荷蒂，加糯稻根30g，淡竹茹12g，枇杷叶三片，又服3剂，干呕得止，纳谷渐香，舌津已回，苔布薄白，脾胃气阴已有苏复之机，续予叶天士养胃方加减。

药用：北沙参12g，米炒麦冬12g，肥玉竹12g，生扁豆12g，炙甘草4.5g，川石斛12g，香谷芽12g，生白芍9g，生怀山药30g，橘皮白4.5g。

连服5剂，思饥欲食，二便如常，改用资生丸每服9g，一日2次，调理匝月，形体日充，而告康复。

按：久泻伤阴伤阳，治疗最为棘手。这一病例，年逾六旬，气阴已衰，泻利之初，过用辛燥，劫烁脾胃之阴，而致气阴俱伤，病情日趋严重，故以太子参、炙甘草补气扶正；冬术、怀山药健脾止泻；石斛、莲肉养胃生津；少佐川连苦寒泄降，以止干呕；更以乌梅、白芍敛肝柔阴，与参、草相伍而为甘酸化阴之剂；葛根、荷蒂则取其升清气以固大便。疗效尚能满意。

五、下焦沉寒痼冷

若脾胃久伤，命门火衰而致沉寒痼冷的慢性腹泻，其证泄泻稀粪，或夹黏液，腹胀肠鸣，反复发作，久久不愈，饮食如常，但稍食生冷或油腻之物则加剧，小腹常有冷感，得温较舒。舌苔白腻，脉沉细弦或小滑。此等证候，因其阴寒内盛，不独脾肾阳虚，往往积滞难化，虚中有实，非理中、四神所能奏功。我在临床上以半硫丸配合附子理中汤，伍以消导助运之品，如山楂、神曲、鸡内金、大麦芽之类，多能默收良效。

例5：蒋某，男性，23岁，工人。主诉患腹泻已2年，逢寒饮冷则发，发时腹部冷痛，腹胀肠鸣，便稀夹有黏液，一日3～4次，经乙状结肠镜检查，诊为慢性结肠炎。经服多种抗生素及中药近百剂，效果不著。食欲不佳，怕冷乏力，面色清癯，小便清长，舌淡苔薄白滑，脉沉弦细。证属脾肾阳虚，阴寒凝滞，湿积不化，虚中夹实。治宜助阳温肾，佐以疏导。

药用：熟附片（先煎）9g，潞党参12g，炮姜炭4.5g，焦白术9g，焦楂、曲各12g，炙甘草6g，胡芦巴12g，半硫丸9g（分2次吞）。

服5剂后，自觉腹中温暖舒适，腹泻减为一日2次，粪质较厚，尚未成形，仍予原方续服五剂，大便成条，黏液消失，嘱其中午饭后服附子理中丸 9g，睡前服半硫丸 6g，连服 1 月，以资巩固。

按：沉寒痼冷，耗损脾阳，久必及肾，命门火衰，以致脾肾俱虚。阴寒内盛，积滞不化，胶固肠间，粪中夹有黏液，而为虚中夹实之证。固非附子理中及四神丸所能胜任。硫黄性大热，能疗一切沉寒痼冷，对阳气衰惫之便秘、腹泻皆能有效。故以半硫丸为主方温补命火，佐以健脾温中消导之剂而能收到满意的效果。正如《温病条辨》所说："半硫丸通虚闭，若久久便溏，服半硫丸亦能成条，皆其补肾燥湿之功也。"可见全在掌握辨证，异病可以同治，这就是中医学辨证施治的优越之处。

综上所述，可以看出，本人在临床上治疗慢性腹泻，据其脉证舌象，进行辨证施治，大致分为：脾虚兼夹湿滞，肾虚奇阳不升，肝气横逆乘脾，脾胃气阴两伤及下焦沉寒痼冷等五种证型。临床实践证明，治疗效果是满意的。如果能结合现代医学的检查诊断方法，辨证与辨病相结合，则可望进一步提高治疗慢性腹泻的疗效。

（转载自《新医药学杂志》1978 年第 12 期）

治疗慢性腹泻的临床经验体会

门纯德老中医临床治验三例

任树生整理（大同医专）

●

编者按：

门纯德（1917-1984），有影响的中医临床家、教育家。善用经方治疗疑难重症，方药精简，疗效显著。生前曾以录音方式，将50年临床体会记录下来，后被编成《门纯德中医临证要录》一书。我读过他的书，用过他的方，受益良多。

有些人认为中医特长是调理，适合治疗一般慢性病，其实不尽然。中医也能治急性病，治大病重病。这篇门老治验，均为疑难重症，疗效很好，就是明证。

前两个病例，采用"联合方组"的独特治疗方法，值得体认。门老在他的书中说，对外感病、急性病、危重病，以及病证单纯的婴幼儿一些疾病，他都不用"联合方组"的治法，而对较有规律的慢性疑难病则常采用。如此，可以主次分明，全面照顾；数方轮服，各司其职，分工合作，循序渐进，达到预想的治疗目的。

●

一、血栓闭塞性脉管炎

李某，男，48岁，工人。

患者于1949年发现右足发冷，继之3年后出现疼痛，以夜间为甚，并伴有跛行。1954年曾住某医院，疑诊为血栓闭塞性脉管炎，治疗未见效果。1956年右足疼痛加重，发紫发凉明显，拇趾胫侧出现溃疡，赴天津某医院确诊为"血栓闭塞性脉管炎"，建议患者截肢，未及同意。以后到1970年就诊时的十几年间，上述症状更加剧烈，中指黑紫而溃烂，疼痛难忍，行动困难。曾多方就医用药，均未显效，终至卧床。查体视患者精神萎靡不振，面色晦暗无华，右足发凉，趾端紫暗，足背动脉消失，拇趾胫侧有溃疡，中趾缺如。经辨证，患者虽有溃烂，但虚寒之象为重，乃寒伤于阳致脉道失煦，气滞血凝则壅塞不通，不通则痛。故以"乌头桂枝汤"为主方，连服四剂，疼痛骤减，再配合"化裁保衣汤""人参养荣汤"递次轮服。处方如下：

第一方：川乌头10g，桂枝10g，生白芍10g，炙甘草6g，生姜10g，蜂蜜15g，红枣4枚。

第二方：银花30g，炙甘草6g，当归15g，黄芪30g。

第三方：党参17g，白术10g，茯苓10g，炙甘草5g，熟地18g，肉桂10g，生白芍10g，当归10g，黄芪12g，远志10g，五味子10g，陈皮10g。

患者连续递次服用上述三方20余轮，复诊时疼痛基本消失。遂改服"当归四逆汤""身痛逐瘀汤"加减，并继辅用"人参养荣汤"。

处方如下：

第一方：当归 16g，生白芍 10g，桂枝 10g，炙甘草 6g，木通 6g，细辛 3g，大枣 4 枚。

第二方：当归 10g，川芎 6g，桃仁 10g，红花 10g，秦艽 10g，独活 6g，地龙 10g，没药 10g，五灵脂 10g，川牛膝 10g，香附 10g，炙甘草 6g。

第三方："人参养荣汤"原方。

患者递服上述诸方共 75 剂，疼痛俱失，溃疡愈合，足背转温，动脉可触及，神爽精沛，行动自如，已恢复一般工作，随访至今未复发。

按：门老中医在治疗本例血栓闭塞性脉管炎时，首先分析病机是寒凝血滞、经脉壅塞。痛是因为"不通"，欲除"痛"则要"通"，欲达到"通"则要祛"凝"，而"凝"则是由于"寒"。因此紧紧抓住"寒则凝"这一本质，根据"寒者热之"的理论，针锋相对，毅然使用了大热通阳的方剂"乌头桂枝汤"，解决了寒凝血滞这一主要矛盾，把"不通"变为"通"，诸症自然逐渐缓解。同时，又根据寒者多虚这一经验，用"人参养荣汤"贯彻治疗始终，益气补血，养心安神，以扶正固本，巩固了治疗效果。

二、变应性亚败血症

马某，男，7 岁。

患儿弛张高热两月余，高达 40.7℃，低至 35℃。发烧时皮肤有红疹，伴关节疼痛。曾在某院治疗，经用青霉素、四环素、庆大霉素、氢化考的松及中药等均未见疗效。经多方会诊确诊为"变应性亚败血症"。

患儿就诊时腋下体温 39.5℃，此时弛张高热已延续 11 个月。面黄形瘦，痛苦病容，精神萎靡，食少纳呆，不渴少饮，关节痛，舌淡胖，苔薄白，脉洪大无力。辨证仍按"风湿""热痹"，以小柴胡汤加减，和解表里，辅用"麻杏苡甘汤""桂枝芍药知母汤"助阳益阴，营卫双调，以祛风寒除郁热。处方如下：

第一方：柴胡 10g，黄芩 10g，半夏 6g，党参 10g，炙甘草 5g，银花 16g，常山 2g。

第二方：麻黄 3g，苡仁 25g，杏仁 6g，炙甘草 6g，连翘 3g。

第三方：生白芍 10g，桂枝 6g，知母 10g，麻黄 3g，附子 3g，白术 3g，防风 10g，炙甘草 5g。

上三方递次服用两轮，症状未见明显改善。复诊时，细审病情，发现患儿体温虽高，反欲着衣；热势虽重，但不渴不饮；脉虽洪大，即按之无力，说明此系阴寒内盛外现假热之象，故二诊时毅然易方，以"乌头桂枝汤"为主方，仍辅用"桂枝芍药知母汤"连服两轮，三诊时症状稍有改善，但热势仍未消退。遂加用"桂枝附子汤""乌头汤"递服，以温经助阳，驱寒逐湿。处方如下：

第一方：生白芍 13g，川乌 10g，桂枝 6g，炙甘草 6g，生姜 3片，红枣 4 枚，蜂蜜 15g。

第二方：桂枝 6g，附子 6g，炙甘草 3g。

第三方：生白芍 13g，黄芪 13g，麻黄 3g，川乌 6g。

继续递次服用上方两轮，复诊时家长告知，服上药一轮体温下降，两轮服后体温未见复升，遂再拟"麻杏苡甘汤""桂枝芍药知母汤"两剂轮服，以除郁热、祛余湿。行药后热势从未复萌，饮食起居调理月余，其病若失。随访四年健康如常，现参加市业余武术队。

按：门老医生在治疗本案时，关键问题是辨明患者虽高烧而并非真热。其根据之一，患者弛张高热竟达 11 个月之久，决非真热，因真热不能久驻；其二，颜面焦黄，无潮红之热象；其三，虽有口干但不渴亦不欲饮；其四，服用过大量诸如"犀角地黄汤""白虎汤""白虎加人参汤"等寒凉滋阴之剂均无济于事。故其热象实为阴盛于内，逼阳外越而致，故为真寒假热。因而，大胆运用反治法，热因热用，正中疾病本质，迅速取效，这充分体现了中医学辨证论治的特点。

三、类风湿性关节炎

梁，男，34 岁，干部。

因全身大小关节肿痛，手指及腕关节轻度变形，伸屈困难而住某县人民医院，诊断为"类风湿性关节炎"，住院四个月未见明显好转。就诊时行走困难，四肢偏凉，关节疼痛明显。根据辨证，系风寒湿邪合而为痹，寒邪偏盛。以散寒温阳为主，佐以祛风胜湿。经服"乌头桂枝汤"加减八剂，疼痛缓解，能下床自理生活。后继服"桂枝芍药知母汤"6 剂，手指及腕部屈伸自如。一月后，诸症消失，随访迄今未复。

按：本案辨证以寒痹为主，故选用"乌头桂枝汤"加减，首先驱寒通络以止痛，继辅用"桂枝芍药知母汤"通阳行痹，祛风胜湿，故获功效。

（转载自《山西医药杂志》1978 年第 5 期）

关于糖尿病的若干问题答读者问

何绍奇

●

编者按：

何绍奇（1944—2005）是享有声誉的中医学者。

从中医角度论治糖尿病的文章看过一些，如果从科学性、学术性、通俗性、实用性来作一个综合评判，本文无疑是一流的。

重点内容有两块。第一块重点是第5至第9点，是作者治疗糖尿病的思路和经验，包括常证常法、变证变法、初中末三期的治疗重点和方药、何时配用、如何配用活血药的体会，以及常见并发症的治则方药等。那些变证变法，被抄方医生痛诋不是治糖尿病的方子，也不能忽视。因为，病情复杂患者要取效，关键是不能拘泥于一法、一方、一药。

第二块重点是文章的第10和第11点，作者结合有效验案和两位西医专家的认识，阐述了用中药治疗糖尿病的优势和积极意义。作者通过治疗实践，底气十足地说了这样一段话："中药治疗糖尿病是有效的，以中医为业者要自重自爱，不要妄自菲薄，轻言放弃……你治不好，只能说你还需努力，不等于中医治不好。"真是铿锵有声！

●

拙作《我治糖尿病》发表以后，许多读者来信、来电询问有关中医对糖尿病的认识和治疗问题，这些读者中，有医生，也有患者或其家属，兹一并作答：

1.糖尿病古称"消渴"，但杂病中的"消渴"是一个以症状命名的疾病，除了糖尿病，还包括以"消渴"为主要症状的其他疾病（如尿崩证），但毫无疑问主要是指糖尿病。

2.糖尿病是一个古老的疾病，早在公元前2世纪左右成书的《黄帝内经》一书中就明确指出："此人必数食甘美而多肥也，肥者令人内热，甘者令人中满，故其气上溢，转为消渴。"（《素问·奇病论》）这一认识极其精辟。引起糖尿病的原因很多，但主要还是饮食因素。最早发现糖尿病人的尿是甜的，见于唐初甄立言《古今录验方》，至今也有1400多年了。中医对糖尿病不仅有精辟的理论认识，更有极其丰富的经验。汉代张仲景《金匮要略》有专篇论述消渴，其所拟之人参白虎汤、肾气丸这两张处方至今还用于治疗糖尿病。

3.糖尿病初、中期多为气阴两虚，其病在脾；中、后期则肾、心、肝、肺四脏皆受其累。中医的脾，其主要功能是"主运化"，也就是把饮食物的精微，通过肺的气化作用而敷布全身，这一功能，又叫"转输""散精"。脾虚则运化失职，于是上奉者少，流失者多，糖尿病之"糖尿"，就是精微的流失。至于脾虚的原因，主要有四：一是饮食，二是劳倦，三是缺少运动（金代刘河间称之为"逸病"），四是肝气郁滞，影响及脾（古称"木乘土"）。饮食因素实居其首位。脾与胃相表里。胃主纳，饮食太多、太好，或暴饮暴食，远远超过脾胃负担，初尚不觉，久之则必然伤胃损脾，既伤脾胃之气，也伤脾胃之阴。气虚则功能衰减，纳化皆失其常，阴虚则热自内生，津液为之消烁。于是"三多"（多饮、多食、多尿）"一少"（体重减轻）"一乏"（乏力）的典型症状就渐渐出现了，其合并症如肥胖、高血脂、高血压也纷至沓来，甚至出现得更早，且往往和糖尿病互为因果。应当指出，西医所说的"胰"包括在中医"脾"的功能中。因此，中医治"脾"，也包含了治"胰"在内。如前所述，中医学的"脾"，主要是一个主运化的功能单位，而非西医的解剖学单位。

4. 今日临床所见的糖尿病，并不一定都因有了"三多一少"的表现才被发现，很多患者是在体检时偶然发现血糖高、尿糖阳性才被戴上"糖尿病"帽子的。也有潜在糖尿病而不自知，先是发现冠心病心绞痛、心律失常、脑血栓、高血压、高血脂、白内障等糖尿病并发症，然后才得知早已患有糖尿病。

既然先进的检测技术，可以在上述可怕的并发症出现之前发现糖尿病，那么，此时得到及时、有效治疗，就可以预防或推迟并发症的发生，使"坏事"变"好事"。

5. 我治疗糖尿病的思路是基于糖尿病多见脾胃气阴两虚的认识。但有偏于气虚的，有偏于阴虚的，亦多气阴两虚的。此外，糖尿病亦多夹瘀、夹痰、夹湿或湿热、夹气滞，但气虚、阴虚是本，这些都是标。原则上是以治本为主，标证突出者，有时也需要先处理标证。病情复杂者尤须具体情况做具体地分析和处理，不能拘泥于一法、一方、一药。

兹大略而言之：偏于气虚的，表现为乏力，腿软，稍活动即觉累，口不甚渴甚至根本不渴，饮水多则腹胀，食不多，多食即胀，大便溏或便次增多，但饿了又极难受，甚至会心慌，出汗，消瘦（体重锐减）或肥胖，腹大，肌肉绵软，舌体胖大，齿痕，苔白腻，脉弱。偏于阴虚的，表现为口渴，虽饮很多水也不解渴，心烦易怒，消谷善饥，消瘦，尿多，大便干结，甚至数日一行，舌红苔少，脉细数或滑数。气阴两虚的，则兼气虚和阴虚两种证候。

气虚为主者，我常用补脾益气为主，常用药如生黄芪、党参、红人参、黄精、山药、苍白术；脾气下陷，便溏，便次多者，加干荷叶、葛根以升清阳。此外，适当佐以养阴药，如玄参、旱莲草、女贞子。

阴虚为主者，以养脾胃之阴为主，常用药如麦冬、玄参、生地、五味子、枸杞子、玉竹、天花粉、西洋参、石斛、白芍、桑白皮、地骨皮等；阴虚燥热而渴饮无度者，加石膏、知母；心烦，消谷善饥，加黄连、十大功劳叶。

由于脾失健运，既不能输布饮食精微，又不能将水湿排出，故亦常见脾虚湿盛或脾虚湿热之证。前者饮水不化，饮后、食后胀满不适，食不多，大便稀溏，苔腻舌淡，脉濡；后者渴不思饮，心中嘈杂，似饥非饥，似饱非饱，痞满，恶心便溏，大便黏滞不爽，舌红苔黄腻，脉濡数。前者宜温化健脾，常用苍白术、厚朴、陈皮、薏苡仁、扁豆、木瓜、藿香、谷芽、山楂、建曲、车前草、茯苓、泽泻；后者宜清化湿热，常用薏苡仁、藿香、佩兰、黄芩、茯苓、泽泻、车前草、建曲、豆卷、鸡内金、杏仁（通利三焦）、枇杷叶（醒胃）。可以认为这是糖尿病的变证变法，但就辨证论治的角度说，变法也是常法。脾虚湿盛，补阴药如地黄、麦冬，嫌其腻；益气药如党参、黄芪，嫌其壅，都不可概投。

如：彭某，男，52岁。体检发现空腹血糖12.2mmol/L，餐后22mmol/L，"三多一少"症状不明显，惟觉腿软乏力而已。平素喜饮茶水，但最近饮后觉胀，食不多，多郁怒，两胁胀，大便不成形，每日3次，舌淡苔白腻，脉濡，左关弦。拟疏肝健脾，用柴胡、郁金、姜黄、蒺藜、生麦芽、山楂、建曲、苍术、蒲公英、鸡内金、薏苡仁、茯苓等。抄方医生痛诋此非糖尿病方，而服药期间空腹血糖渐降至8.3mmol/L，再降到5.3mmol/L，餐后血糖亦下降至正常。不过一个月时间，精神体力均大有进步，现仍在观察治疗中。

6. 我的验方"四桑汤"，用桑叶、桑椹、桑白皮、桑寄生，对糖尿病无明显症状，仅化验血糖高者，配合苦瓜（每天1根榨汁服），有降糖之效。后来因为真桑寄生少，市售者多是杂树寄生，乃改用或加入桑枝。对有阴虚、气虚症状者，还当结合辨证用药，四桑一瓜酌情配合使用。惟苦瓜苦凉，用于阴虚燥热者较佳，而气虚便溏者用苦瓜会腹泻，所以对气虚者后来我不用苦瓜，改用每日或隔日用猪胰子一具煨汤，或猪胰子研粉吞服。

7. 糖尿病初、中期，特别是2型糖尿病人，重点治脾，已如上述。晚期则因久虚不复，伤及真阴真阳，重点就要放在治肾上，所谓"久病不已，穷必及肾"也。1型糖尿病亦重点治肾，兼调四脏。

肾阴虚多见消瘦，面色黧黑，耳轮枯焦，渴饮尿多，盗汗潮热，心烦腰酸，大便干结，舌红无苔，脉细数，治宜壮水之主，以制阳光，麦味地黄汤加减，常用药如生地、地骨皮、枸杞子、菟丝子、玄参、麦冬、石斛、桑椹、桑叶、山萸肉、山药、首乌、白芍。

肾阳虚多见畏寒足冷，腰酸足软，乏力短气，阳痿，大便溏或五更泻，舌淡，脉细弱，宜阴阳兼调，金匮肾气丸加减，常用药如鹿茸（1g，研细冲吞，每日2次）、熟地、山药、山萸肉、菟丝子、杜仲、补骨脂、淫羊藿、附子、肉桂（桂附用小量）、胡芦巴。阴虚、阳虚夹瘀者都可酌加活血化瘀药，阳虚气弱加人参、黄芪；阴虚燥热口渴者加知母、石膏、天花粉，方如玉女煎等。

糖尿病的发病与瘀血有相当关系。在古代文献中，甚少这方面的记载，但金代李东垣《兰室秘藏·消渴》活血益气汤、生津甘露饮子已有桃仁、红花、当归与生地、知母、石膏、黄柏等配伍的用药；清末唐容川《血证论》也提到过因瘀而致渴。今人祝谌予先生从临床实践到实验研究两方面均明确提出活血化瘀方药在糖尿病治疗上的意义。我也观察到患者有手足麻木、眼眶黯黑、舌下静脉怒胀、脉涩或结代等瘀血症状，所以，我学祝先生的经验，常配合活血药如桃仁、红花、丹参、益母草、鬼箭羽、葛根、赤芍、川芎、蒲黄等。特别是在气虚、阴虚症状缓解或消失之后，血糖不降者，我都常从此入手，以促进血糖下降，并改善瘀血阻络的症状。但是，活血化瘀的方法我并不单用，而是视其病情配合益气或养阴药用，治病求本也。盖瘀血是继发于气虚或阴虚的，气虚者血必瘀，阴虚者血必滞。

8.并发高血脂、肥胖、脂肪肝者，多从痰浊考虑，燥湿健脾是有效方法。常用药如干荷叶、苍术、白术、枳壳、泽泻、山楂、首乌、决明子、丹参、川芎、虎杖等。有时用明矾，每日1次，吞服米粒大一枚（约1.5g），连用1个月。

如：白某，34岁，糖尿病家族史。血糖偏高，甘油三脂、胆固醇亦高，脂肪肝，体重 95kg 多，察其舌淡有齿痕，脉滑大，乏力，有时心烦易怒。即用上方加黄芪、太子参益气，柴胡、姜黄、郁金疏肝。2 个月后，血糖已恢复正常水平，体重平稳下降约 10kg，现仍在治疗中。

9. 并发高血压者，多为阴虚肝旺，常结合使用滋清潜降法，药如夏枯草、磁石、代赭石、决明子、野菊花、黄芩、桑寄生、石决明、珍珠母、益母草、川牛膝。另用益母草 60g，桑寄生、桑叶各 30g，煎汤早晚浸足 20 分钟。但高血压也有气虚、阳虚的，不在此例。

10. 中药治疗糖尿病，其优点不仅是降低血糖，而是辨证论治，整体调节，对减轻或消除症状，提高生活质量，预防和推迟糖尿病并发症的发生都有积极意义；西药降糖药则起不到这些好的作用，副作用也多，而且有些患者用后血糖也不见下降。

北京医科大学林志彬教授在《北京晚报》上多次指出："长期服用降糖药产生的毒副作用是造成糖尿病合并症的重要原因之一，比如因长期服用降糖药物造成的白细胞减少、肝肾损伤、消化系统功能紊乱等都会直接引发各种合并症；长期的低糖饮食往往不能维持正常生理的需要，造成患者体质弱，免疫力低下，营养缺乏，也是引起各种并发症的重要原因。"他还说："用降糖方法控制血糖，掩盖了病情发展的事实。糖是机体的主要能量，高血糖的本质是心、脑、肾等重要器官能量供求不平衡，持续使用降糖药压制血糖，并不能帮助身体解决这些矛盾，反而促使心、脑、肾等重要器官能量供求矛盾加剧，引起全身性、系统性病变，而表面正常的血糖往往使患者产生'糖尿病已被控制住'的错误概念，忽略内部系统的整体变化，错失防治良机，一旦合并症发作，对其身心打击很大，病情极易恶化。"解放军 301 医院潘长玉教授也指出："英国著名的 UKPDS 研究发现，对糖尿病患者严格控制血糖，确可减少眼睛和肾脏并发症，但威胁生命的心脏病和脑卒中并没有显著减少。"因为"糖尿病仅是代谢紊乱的一种表现，只有控制血压、血脂，同时控制血糖，才能综合控制糖尿病及心脑血管病的发展"。两位西医专家的观点与中医整体调节的观点可谓不谋而合。

我的经验是：如果没用过胰岛素或其他西药降糖药的，用中药后血糖即降得快，有的患者服药后一周血糖即直线下降；用了胰岛素和降糖药的，中药降糖作用就慢，这可能与药物依赖性有关。因此，一般要在服中药一段时间后逐渐减少西药用量再逐渐停用，不要一下子停用。

如辽宁一位女士，来电说她母亲患糖尿病，空腹血糖 8.9mmol/L，餐后 11mmol/L，饥饿，一点力气也没有，睡眠不实，长期服达美康等降糖药，血糖不降，服我介绍的处方（黄芪 45g，黄精 15g，桑寄生 30g，苍白术各 10g，山药 30g，葛根 30g，桑椹 10g，桑皮、桑叶各 10g，丹参 15g，熟地 15g，枸杞子 10g，山楂 10g，苦瓜 1 根）30 余剂，精神体力都很好，也不饿了，但血糖只降了一点，太慢。我认为降糖药已服 2 年，已形成药物依赖性，建议她在服中药的同时逐渐停服降糖西药。

而另一例石家庄藁城县的宋某，男，25 岁。空腹血糖 14.9mmol/L，餐后 20.9mmol/L，尿糖（++++），未接受西医治疗。来诊时口不渴，也不饿，惟以乏力、脱发为主要表现，治以益气为主。用黄芪、党参、山药、苍白术、黄精配以活血养阴药当归、丹参、玄参、桑椹、黑芝麻、桑枝、桑白皮、桑叶、桑寄生等，1周内空腹血糖即下降至 12.1mmol/L，两周后降至 8.6mmol/L，4 周后降至 5.5mmol/L，且不再乏力，精神也好。

这两例病人都是最近的案例，都还在治疗中，目的在于说明用没用过西药，中药的疗效就不一样。记得祝谌予老师生前曾明确地提到这一问题，谨以事实供临床者参考。

11. 中药治疗糖尿病是有效的，以中医为业者要自重自爱，不要妄自菲薄，轻言放弃。祖先们在 2000 年前就有那么深刻认识，2000 年至今积累的经验非常丰富，亟当努力发掘，加以整理、研究、提高，并在实践中总结新的经验，以造福于人民。有的中医同道认为，"中医治不好糖尿病""目前中药降糖的效果是无法与西药相比的"。他们为中医设计的可用武之地，就是"针对治疗引起的副作用以及一些并发症"的处理。你治不好，只能说你还需努力，不等于中医治不好。西医专家对于降糖药的使用还在反思，还在探索综合、有效、无害的防治糖尿病的方法，而在我们中医界却出现这样的观点，难道不值得深思吗？

12. 糖尿病人的饮食和运动。糖尿病人在用中药治疗期间，主食控制在每天 0.5kg 以下较为适宜，一般早餐用 50g，午餐、晚餐各 100g，这样，也就是七分饱的样子，饥饿时可以辅以牛奶、炒黄豆、豆制品、蔬菜（苦瓜、黄瓜、南瓜、西红柿及绿色蔬菜）。大多数糖尿病病人也不必过严限制水果，可以每天吃 1 个水果，如 1 个小苹果或 1 根香蕉或 1 片西瓜。有的广告吹嘘"想吃就吃"是不对的，还得有所限制。限制的目的在于减轻既病的脾胃负担，促进其功能的恢复。

如前所述，缺少运动，则气血呆钝，脾胃的运化也失健，所以运动对糖尿病人很重要。如无严重的心脑并发症，每天都要坚持运动。最方便的运动是步行，可从每天300～500米逐步增加到1500～2500米，先是慢走，适应后改为快走。当然也可以再选择一些适合自己体力和兴趣的运动，如太极拳、广播操、乒乓球、台球、器械运动等，要量力而行，更要持之以恒。

（转载自《中国中医药报》2003 年 02 月 10 日）

董廷瑶老师运用仲景方心得

宋知行

编者按：

董廷瑶（1903-2000），专擅幼科，被尊为当代中医儿科泰斗。本文介绍他灵活运用五苓散、四逆散、乌梅丸、麻黄汤、桂枝汤、白虎汤等9首经方治疗儿科病证的宝贵经验。主要看点：

（1）结合文中腹泻治疗实例，体会董老如何用仲景六经辨证概念指导杂病辨治。

（2）董老用桂枝汤，有时以加味药为主解决主要矛盾，反而以桂枝汤全方温阳通脉，开启机杼，起辅佐作用，让人感叹：经方原来还可以这样用。

（3）在药物加减变化方面，董老功力很深，能曲尽经方之妙，尤须细细玩味。

董师高度赞赏仲景诸方，谓其"方方皆古，法法循经"，值得吾辈深研细究，"然而病变不常，气血有素，穷不常之病变，葆有素之气血，则就须门门透彻，息息通灵，斯可以言医治之方药矣"（《幼科刍言》）。这就清楚地说明了，学习仲景方需要参透其方药精义，然后才能活泼泼地运用。这正如柯韵伯所云："仲景制方，不拘病之命名，惟求证之切当，知其机，得其情……随手拈来，无不活法。如果不谙经义，按图索骥，势必将仲景活方活法，变为死方死法矣。"(《伤寒论翼》)本文着重介绍董师在应用仲景方上的若干经验和心得，试分述于后。

1. 治腹泻六经分证

董师每次谈到伤寒六经辨证原则时，都指出它完全可以通用于杂病。他首肯徐大椿之言"医者之学问，全在明伤寒之理，则万病皆通……伤寒乃病中第一症，而学医者之第一功夫也。"进而指出，读仲景书，先要弄通三阴三阳的六经辨证，而后始能对条文做到心领神会。此所以柯氏有云："世谓治伤寒即能治杂病，岂知仲景杂病论，即在伤寒论中……夫仲景之六经，为百病立法，不专为伤寒一科；伤寒杂病，治无二理，咸归六经之节制。"董师深善其言，对小儿某些杂病，每从六经辨证，即是基于此理。将六经辨证灵活地应用于杂病，其间的关键有三：一是熟谙六经的辨证提纲；二是深刻领会六经分证所对应的脏腑经络的病机病情；三是有针对性地选择适当的经方并给以加味或化裁，从而往往能取得满意的疗效。

董师擅长治小儿腹泻，在分辨腹泻时，六经分证的概念贯穿于辨治之中。譬如，葛根芩连汤治阳明肠热泄泻；理中汤治太阴脾阳虚泄泻；若有四肢清冷、嗜卧神萎、泻下清水、脉微舌淡者，已属少阴，可用附桂理中，更与桃花汤复合，再加其他固涩之品，这些都是大家熟悉的。另如感冒风寒，腠疏有汗，发热不高，腹泄便溏，脉浮而舌苔薄润，可主以桂枝汤，再加荆防、葛根之类，这在一些体弱小儿时能见到。他们平时即脾胃较弱，容易感冒或消化吸收欠佳，这种腹泻，董师就以轻剂治之，显然当属太阳。其夹滞加山楂、神曲，腹胀加木香、枳壳，小溲短少加赤苓、车前子等。至于五苓散加味之用于气化不行、分利失职之腹泄或吐利交作，亦应归于太阳。还有从少阳治之者，此时之腹泻，伴见胁痛作恶、四末清凉、寒热起伏、脉弦苔薄等，就可用四逆散加味。更有乌梅丸汤剂之主久利腹泄，为董师所赏用，属厥阴而无疑。兹举数案。

例1：张某，女，2岁，1981年10月28日诊。

素患慢性腹泻，近日便溏次多，伴见呕吐，不思纳食，小溲短少，舌苔薄白，脉浮滑。水饮内阻，分利失职，治以五苓加味：桂枝、木香各3g，米泔浸茅术、茯苓、猪苓、泽泻、车前子、苏梗各9g，藿香6g，生姜3片。3帖。复诊时吐平尿通，大便尚溏，日2次，续进理中而愈。

例2：沈某，女，3岁，1986年5月26日诊。

大便烂溏，日2～3次，已周余。腹痛连及右胁，四末清凉，小溲尚长，时欲作恶，舌苔白腻，脉弦滑。肝脾失和，饮食积滞，治以四逆散加味：柴胡、甘草、煨木香、川朴各3g，枳壳、赤白芍、藿香各6g，姜川连1.5g，炒楂曲各9g。4帖。服后大便即和，恶止能食，唯右胁尚痛。续以四逆散加香附、川楝、佛手花、厚朴花等而痊。

例3：张某，女，3岁，1984年4月18日诊。

腹泻40余天，日3～4次，夹有黏液，腹痛即泄，痛在左下腹为主，粪检无异常。纳可尿通，舌红苔润，脉弱。证属久利，主以乌梅丸汤剂加减：乌梅（醋渍）6g，川椒（炒出汗）、肉桂、炮姜，黄连各 1.5g, 酒芩、党参各 4.5g, 御米壳 3g, 石榴皮, 煨肉果各 9g。7 剂。复诊时大便已见成形, 日 2 次, 尚觉腹痛, 舌苔薄净, 原方续进 2 周, 诸恙悉平, 又连服 2 周以冀巩固。

2. 谙麻桂安表通阳

麻黄汤原主太阳伤寒, 历来应用颇慎。董师认为, 小儿稚阳之体, 藩篱单薄, 风寒之邪极易犯表, 而邪由皮毛影响肺经, 致使咳喘易作。故在冬日或气温陡降之际, 小儿风寒外犯之证甚为多见。症见: 恶寒喜暖, 清涕频流, 咳嗽气促, 喉鸣呕恶, 尿清便调, 舌苔白, 脉浮紧。此时即可予麻黄汤, 再酌情加味。亦有寒邪羁留, 久咳不愈, 非麻黄不能显功者。咳而不畅加象贝、前胡、桔梗、苏梗; 痰多苔腻加陈皮、半夏、苏子、白芥子; 咳嗽频多者, 可合百部、紫菀、款冬花诸品; 素有宿饮者, 则参入细辛、干姜、五味子之属。风寒一化, 其咳即安。

例 4: 张某, 女, 5 岁, 1986 年 1 月 6 日诊。

反复咳嗽已有 5 个月, 起于夏日游泳受凉。近日又见鼻流清涕, 痰多而咳, 低热 5 ~ 6 天, 久羁不退。舌苔白润, 脉浮滑。寒恋肺表, 治主麻黄汤: 麻黄、桂枝, 甘草各 3g, 杏仁、紫菀、百部、白芍各 6g, 陈皮 4.5g, 姜半夏 9g, 生姜 3 片。5 剂。药后痰少咳差, 低热下降, 仅在晨起时稍有痰咳, 苔白脉软。继予二陈汤合止嗽散, 2 周症除。

董师对桂枝汤的独特运用, 有的加味出入于桂枝汤类方之间, 亦有参入后世时方的用药经验。而桂枝汤在复方中的地位, 则各有不同：或以桂枝汤为主，加味药为辅，或两者并重，或以加味药为主，桂枝汤为辅，这是董师极具匠心的特殊用法之一。在这一类型中，桂枝汤不作为主方起作用，反而是加味药解决主要矛盾，桂枝汤全方则起着温阳通脉、开启机杼的辅助功能。然这样的使用方法，明显地扩大和充实了桂枝汤的应用范围。这是基于小儿阴阳两稚的体禀，易见阳气不振、阴阳不协之候，此时的桂枝汤虽为辅佐之用，却也有其不可忽视的独到之效。

例5：林某，男，10个月，1985年4月14日诊。

素来进食作呕，近来尤甚，每于食后呕吐，夹有痰涎，平时容易感冒咳嗽，二便尚通。苔润脉弱。中焦不和，胃寒气逆，治以桂枝加味：桂枝、甘草各3g，白芍、姜竹茹各6g，陈皮4.5g，姜半夏、炒谷芽各9g，代赭石15g，淡干姜1.5g，生姜3片，红枣5枚。5帖后，呕吐已平，尚有痰咳，续以二陈汤加杏、茹、桂、芍等即愈。

例6：刘某，女，9岁，1985年3月20日诊。

两胁作痛，多次检查未见异常，胃纳呆滞，四末清凉，面色苍黄，喉中痰黏，舌苔薄润，脉细弦。肝郁气滞，阳气不和，治以桂枝加味：桂枝、甘草各3g，白芍、丝瓜络、杏仁、象贝各6g，陈皮4.5g，郁金、香附各9g，生姜2片，红枣8枚。7帖。服药2周，胁痛已平，纳增肢温。

例7：毛某，男，4岁，1985年12月8日诊。

遗尿频仍，寝汗淋多，面㿠形瘦，纳可便通，舌苔薄润，脉弱。阳气虚弱，肾元不固，治以加味桂枝汤：桂枝、甘草、附片各3g，白芍、益智仁各6g，怀山药、菟丝子、覆盆子、莲顶各9g，生姜2

片，红枣3枚。服药3周，遗尿显减，续服以求根治。

3. 善灵变臻于化境

仲景的桂枝附子、白术附子和甘草附子三方，为董师治疗小儿风寒湿痹时所赏用。小儿痹症常见恶风畏寒、骨节疼痛、屈伸不利、汗出较多、面黄气促、脉濡舌淡诸候，每以桂枝附子汤为主，加入苍术、苡仁、当归、茯苓等品，取效甚佳。

例8：庞某，女，7岁，1984年8月28日诊。

低热9个月，常在37.5℃～38℃间。面色黄暗，关节疼痛，膝部为甚；胸闷气短，汗出淋漓，纳可眠安，二便尚调；舌淡根腻，脉濡不匀。西医诊断为风湿性心脏病。证属风湿相搏，治以桂枝附子汤化裁：桂枝、炙甘草、陈皮各3g，附子4.5g，川草乌、赤白芍、当归各6g，苍术、鸡血藤、川牛膝各9g，生姜3片，红枣5枚。7剂。药后即见痛轻热降，1个月后诸恙均和矣。

董师在儿科临床应用柴胡类方时，一是将柴芩两药灵动地配入，用于部分湿温、暑湿、伏暑之湿热郁遏、气机不畅者，以柴芩透开表里、枢转少阳气机，因势利导令邪外达；二是对柴胡类方灵活化裁，应用于多种病症之见寒热往来，淹缠难解者。

例9：叶某，男，寒热往来，迁延月余，颈核肿大，胸胁苦满，便坚尿赤，舌红脉弦。董师诊为痰热阻结少阳，遂取柴胡桂姜汤和柴胡加芒硝汤之意而化裁。药用柴胡、黄芩、党参、牡蛎、白芍、元明粉、青蒿、白薇等。2周以后，仅余低热，胸胁已舒，二便通畅，但颈核尚坚，改予软坚消结方而安。

董师认为小儿胃经实热易聚，故杂病中亦有适用白虎者，不必受大热、大渴、大汗、脉大的局限。譬如，有的小儿素体偏热，气阳旺盛，颊赤口干，咽蛾易肿，鼻衄频见，纳旺烦躁，即是胃经热重，可用白虎加竹叶、花粉、桔梗、牛蒡子、藕节、茅根之类。又如，治小儿头汗淋漓，面赤唇朱，畏热躁急，舌红脉数，亦以白虎为主，合凉膈散，再加川连、竹叶、玄参、麦冬等药，获效迅速。

例10：曾治一真性红细胞增多症患儿，病已2年，血检红细胞5.26×10^{12}/L，血红蛋白12.6g。诊时症见面颊红紫，性急烦躁，胃纳甚旺。口渴多饮，二便尚可，而大腿伏兔部位时感酸痛，唇朱舌红，苔薄黄而干，脉数有力。此为胃火亢盛之象，以致血热壅络，进而耗营伤津。董师即投白虎加味，以石膏、知母、黑山栀大清阳明邪热，配生地、丹皮、赤芍凉营行血，玄参、白芍、花粉、墨旱莲、女贞子生津养阴，并以粳米、甘草顾护中气。3周后胃火渐退，纳和渴解，面色不紫，大腿亦舒。仍用白虎合增液、二至，坚守原法，连服半年有余，复查红细胞416万，血红蛋白12.2g。试看本例之用白虎，长达6～7月之久，前期石膏均用30g，3个月后石膏尚用15g，此以阳明火亢致邪热壅瘀，非大剂白虎常服不足以制其火邪。在本案中，不论就其识病、辨证，抑或其处方、定量言，莫不体现董师善用经方之深厚功力。

结　语

董师于临证之际，每先考虑处以经方。他认为仲景之方组织严谨，配合有度，千年以降，其验尤彰。我们的体会是，在识病辨证的基础上选用经方，既切中病机，又顾护正气，故取效每快，而包含在仲景方中的扶阳救阴的治疗思想，亦于小儿阴阳两稚之体甚为契合。如前所述，董师之运用仲景方是极有心得的，尤其在加味和变化方面，辄能曲尽经方之妙，遂使仲景方在儿科临床上获得相当广泛的应用，需要我们很好地学习和继承。

（转载自《辽宁中医杂志》1987 年第 11 期）

耳鼻咽喉科运用经方的点滴经验

干祖望

●

编者按:

干祖望(1912-2015),国医大师,享年104岁。为中医耳鼻咽喉学科的奠基人之一。他总结自己的八字"养生经"——童心、龟欲、蚁食、猴行,譬喻生动,影响较大。

本文介绍他用经方治疗耳鼻咽喉科疾病的经验:桂枝汤与肾气丸治疗过敏性鼻炎,白虎汤、白虎加人参汤治疗鼻衄及体虚证实的咽炎,黄土汤治疗慢性鼻衄,麻黄石甘汤加减治疗急性喉炎、暴聋与慢性鼻窦炎,五苓散治疗慢性中耳炎,葶苈大枣汤治疗长期鼻塞,猪肤汤治疗慢性咽炎、萎缩性鼻炎,竹叶石膏汤治疗亚急性咽炎,射干麻黄汤、甘草干姜汤治疗失音等。

对干老运用这些经方的适用范围、用方指征、患者体质、舌象脉象特征,以及加减变化的心得,尤需细加体会。如能结合《干祖望耳鼻喉科医案选粹》等书中的验案互参,则能收事半功倍之效。

●

一、桂枝汤与肾气九治疗过敏性鼻炎

凡急性过敏性鼻炎，喷嚏频作，清涕不断，鼻塞失嗅，遇寒更甚，舌苔薄白，脉浮者；局部检查：鼻黏膜苍白，鼻甲水肿，有水样分泌物。属于肺经感受寒邪，失其调和，可用桂枝汤治疗。桂枝汤功能温肺祛邪，调和肺气，用治此疾，效果确实。也可酌加蝉衣、徐长卿之类以加强脱敏能力，卫虚者尚可加黄芪。

慢性过敏性鼻炎，表现为病程漫长，微寒微风即狂嚏连绵，涕清如水；局部检查则黏膜苍白，鼻塞似有似无，嗅觉正常；全身症状为身寒怕冷，四肢不温，大便溏薄，精神萎顿；舌苔薄，质白不红，脉来沉迟微弱。这是肾阳虚怯所致的过敏性鼻炎，取用肾气丸治疗，可获佳效。

二、白虎汤、白虎加人参汤治疗鼻衄、齿衄及体虚证实的咽炎

鼻衄，理当责之肺经，但阳明之脉挟鼻，故鼻也与阳明相关。因之衄血少者固宜清肺，而大衄则必须清泻阳明。白虎汤清胃止衄，最为理想。

齿衄从词义上看，似属牙齿出血而责之于肾。但实际上牙齿怎能出血，乃出之于齿龈，实属阳明，故实证齿衄，白虎汤最宜。

咽属胃，凡风温化火或实热所致的咽炎，白虎汤也为常用方药。如其体虚证实，咽红口干的干燥性咽炎，则用白虎加人参汤。诚如《成方切用》所谓："白虎解热，人参生津。"

三、黄土汤治疗慢性鼻衄

慢性鼻衄，属脾不统血者，施予归脾汤。但对长期衄血而血量不多，立特尔氏区完整无损，鼻黏膜苍白；全身症状有身凛少温，腰酸、小便频数，精神萎顿，甚至黎明泄泻或浮肿；脉沉迟微弱，舌苔薄、质瘦而淡者，则以黄土汤最为适合。方内之伏龙肝若缺而难觅，可用赤石脂代之。

四、麻杏石甘汤加减治急性喉炎、暴聋与慢性鼻窦炎

急性喉炎常可出现声音嘶哑或陡然失声，喉头干燥、灼热、疼痛，伴以阵咳，甚至呼吸喘促。局部检查则喉黏膜呈弥漫性水肿充血，舌苔黄或黄腻，脉大数。全身症状可有发热、畏寒、疲倦、食欲不振、大便闭结等等。取用麻杏石甘汤，疗效颇满意。此外更适用于喉白喉、某型急性喉阻塞等，不过用量必须加重。本方减去石膏，称三拗汤（《金匮要略》"水气病脉证"篇中有此方，但林亿、高学山都认为"后贤之所缀补"），用以治疗暴聋耳闭，也颇有成效。如其配合吹张，则效果更好。

此外，慢性鼻窦炎在诸方药失效时，用麻杏石甘加鱼腥草、干地龙，收效亦佳。

五、五苓散治中耳炎

凡急、慢性卡他性中耳炎、急性化脓性中耳炎炎症消失而脓性分泌物仍多者，可用此方治疗。它具有利湿下行的作用，能促使分泌物减少以至消失。

六、葶苈大枣汤治长期鼻塞

本方专用于治疗以鼻塞为主症的慢性鼻炎。其适应证为长期鼻塞，鼻甲肥大但收缩良好，形体壮实者。这类鼻塞的病机，一如《齐氏医案》所谓："世俗皆以为肺寒，而解表通利辛温之药不效。殊不知肺经素有火邪，火郁甚则喜得热而恶见寒，故遇寒便塞，遇感便发也。治法宜以清肺降火为主，而佐以通气之剂。"《景岳全书》更谓："大都常塞者多火，暴塞者多风寒。"而葶苈正是辛寒泻肺药。又张山雷谓："葶苈子苦降辛散而性寒凉，故能破滞开结。"鼻子长期堵塞，即是"滞""结"之谓。本方对于体虚之人应慎用。

七、猪肤汤治慢性咽炎、萎缩性鼻炎

笔者经常取用本方以治疗慢性咽炎及萎缩性鼻炎，疗效颇为满意。方法是：取鲜猪皮约1斤，加水以武火煮熟后，转用文火5～6小时以上，使之稀烂如胶状。如有小块，可用手加以捏烂，再用筛子过滤。再加蜂蜜、大米粉各半斤，搅匀（在冬天，可在文火上搅拌），冷却，瓷器收藏。服法：每天晨昏2次，1～2匙，开水冲化，一次饮服。

清·王孟英《随息居饮食谱》谓："猪肤甘凉，清虚热，治下利、心烦、咽痛。今医罕用此矣。"为了使古方不致被湮没，笔者正考虑在本院药厂生产此药，暂名"猪肤膏"，以供临床应用之需。

八、竹叶石膏汤治亚急性咽炎

亚急性咽炎，好发于素体阴虚之人。它的主要症状为咽干口燥、灼热疼痛，伴以异物感或烟熏感，有些病例还有泛恶欲呕现象。局检则咽黏膜弥漫性充血，甚至小血管扩张暴露，后壁淋巴滤泡增生、污红，也有两侧束肥肿者。这是胃阴不足，胃火上炎所致，治用竹叶石膏汤最为恰当，不过方中宜去半夏。此外，对复发性口腔炎、白塞综合征等，也有使用价值。

九、射干麻黄汤、甘草干姜汤治失音

本方常用于嘶哑、失音症。只要没有严重的外感和明显的热证，使用无妨。其中细辛与五味子可删去不用。在喉科失音中，不乏寒逼肺金，致言出无声之例，医学上称为暴瘖。《灵枢·忧恚无言》"寒气客于厌，则厌不能发，发不能下至，其开阖不至，故无音"者，即指此。甘草干姜汤中，干姜具有解寒温中、流通气道之功，配甘草以"入辛热药，温散血中之结"（《得配本草》），使阳气得以宣和。发音本赖气之鼓舞，内脏一温，真气一鼓，则声音即能发生。

结　语

以上所介绍的运用经方治疗耳鼻咽喉科疾病的点滴经验，仅是经过长期临床实践而稍稍有些体会心得者。其次，如调胃承气汤、泻心汤治急性化脓性疾病，旋覆代赭汤、半夏厚朴汤、甘麦大枣汤治癔性咽喉异感症、失音，酸枣仁汤、百合地黄汤、百合知母汤治干燥性鼻、咽炎等，用来也比较满意。

此外，还有些经方的运用，目前正在摸索经验，例如慢性肥厚性喉炎，声带长期慢性充血、肥厚，室带超越、甚至覆盖于声带上面，披裂痴肥如槌，嘶哑，作胀不舒，病程成年累月，求愈无期者，现在正拟试用抵当汤与大黄䗪虫丸治疗。笔者限于水平，错误之处，希同道们指正。

（转载自《江苏中医杂志》1983 年第 5 期）

方

药

谈选药

金寿山

•

编者按：

金寿山（1921-1983），著名中医学家，对《伤寒》《金匮》和温病学说有较深研究，临证推崇张仲景、李东垣、叶天士经验。著作有《温热论新编》《金匮诠释》《金寿山医论选集》等。

选药是辨证施治中最后一个环节，极为重要。选药如下棋，一着得当，满盘皆活。而欲求选药精当，必须熟识药性。为了说明这个道理，金老以清热、补益、升散这三类药为例，和盘托出了自己在选用这三类药时的鉴别取舍经验，十分宝贵，值得学习。

读了全文，想对临证如何选药，再作两点补充，供读者参考。

（1）选药要有方的考量。如张景岳自制的五君子煎，巧妙地将理中汤和四君子汤合二为一。你既可以把它看作是理中汤加茯苓演变而来，也可以把它看作是四君子汤加干姜而成。理中汤是温里剂的主打方，四君子汤是补益剂的基础方，景岳仅仅增添了一味药，两者就你中有我，我中有你了。这就是临证选加药味要有方的考量的含义。

（2）选药要尽可能使一药发挥多种效用。比如，有肥胖便秘患者，因代谢紊乱，又有"三高"见症。此时在辨证方中，选加虎杖一味，就很合适。因为虎杖有活血、化痰、清热、祛湿、通利二便的功能，一药而兼数长，选加它来调整机体代谢紊乱，当有较好效果。

总之，临证处方，不多一味无谓的药，不少一味对证的药，应该成为医者努力的目标。

•

选药，是辨证施治过程中最后一个环节，极为重要。前贤作出了很好的范例，如《温热经纬·陈平伯外感温病篇》第四条："风温证，身灼热，口大渴，咳嗽烦闷，谵语如梦语，脉弦数，干呕者，此热灼肺胃，风火内旋，当用羚羊角、川贝、连翘、麦冬、石斛、青蒿、知母、花粉之属，以泄热和阴。"王士雄按："嗽且闷，麦冬未可即授，嫌其滋也。以为大渴邪？已有知母、花粉足胜其任矣。木火上冲而干呕，则青蒿虽清少阳而嫌乎升矣。宜去此二味，加以栀子、竹茹、枇杷叶则妙矣。"可以看出，王氏选药，细极毫芒，尚属理论推论。

再看实践，如《柳选四家医案·继志堂医案》虚损门中有两则医案，同为木火刑金，因病情不同，选药却异。其一，"金能克木，木火太旺，反侮肺金，金脏当受木克，则其吸取肾水，疏泄肾精更属易易，此梦遗咳嗽之所由作也。天冬、生地、党参、黄柏、甘草、砂仁、白芍、龙胆草。"其二，"子后咳嗽，天明而缓，脉形弦数，声音不扬，肝胆之火未清，金受其刑，木必暗亏也。补肺阿胶汤合四阴煎（地黄、麦冬、芍药、百部、沙参、甘草、茯苓），泻白散加川贝、青黛、海浮石、橘红、竹茹。"柳宝诒按："均属木火刑金之证，前方治肝而绝不及肺，想因咳势不甚，而下注遗泄之证却急，故用药如彼；此证则咳甚音低，肺金受损已深，故于清火之中，偏重补肺，观乎此而临证用药之权衡可知矣。"

选药如弈棋，一着得当，满盘皆活；一味药用得好，这张方子就灵了。

选药，不但要辨证，还要辨病。同样的证，病的性质不同，用药就不同。如夏应堂曾治一中年妇女，形体瘦弱，向有头晕作痛、心悸耳鸣等症。秋初病疟，先寒后热，已有一周，口渴呕恶，舌苔黄，脉细弦而滑。前医用小柴胡汤加减，疟势不已，头晕头痛更甚。夏应堂即将原方中柴胡一味改为青蒿，投剂即瘥。诊后谓其子夏理彬曰："医者临诊，不但辨证，更须辨药。今本病确系少阳证，投柴胡而反剧者，以伤寒与伏暑不同故也。经云：'夏伤于暑，秋必痎疟。'是疟由伏暑可知。何况患者为阴虚肝火偏旺之质，柴胡为用，必阴气不舒致阳气不达者，乃为恰对。今改用青蒿，亦入少阳之经，清暑疗疟，适宜于血虚有热之人，而无劫阴升动肝阳之弊。但非谓治疟必不可用柴胡也。"

欲求选药精当，必须熟识药性。下面，谈谈个人体会。

黄连、黄芩、黄柏、大黄、知母、龙胆草、连翘、山栀、板蓝根、大青叶都是清热药，虽味有甘寒、咸寒、苦寒之别，功有清气、凉血之分，但仍不够，需作进一步剖析。此类药性味寒凉，能败胃，但黄连之弊较少，龙胆草、板蓝根、大青叶较多，可和以甘草。

黄芩气分药，黄连血分药。肺主气，故清肺与大肠之热多用黄芩；心主血，故治心与小肠之热多用黄连。但芩连多数同用，取其协同作用也。黄连清热作用最强，凉血、解毒、泻火、清湿热（此一词实有语病，但现已习用）、治疮疡，适应范围也较广泛。温热一类疾病，在气分流连时间较久，黄芩能清气分之热，故临床选用机会多于黄连，黄连货源紧张，凡遇这种情况，尽量用黄芩。

知母、黄柏常同用，取其协同以泻相火。但有时只能单用，黄柏坚阴，不宜于肠燥便秘；知母滑润，不宜于遗泄（包括遗精、大便偏溏）。

栀子、连翘常同用，都偏于清气分之热，解郁火，越鞠丸用栀，保和丸用翘，均寓此意。但栀子清肝胆之火，故用于肝胆病；连翘清心火，故用于疮疡之疾、失眠之症。栀子配豆豉，有透发作用；连翘配银花，既有透发作用（但不及栀豉），也有解毒作用。栀子有滑泄之弊，连翘则无此弊。

大黄是一味好药，治疗范围之广可与黄连比拟，但一则通腑行，一则厚肠胃，配合同用，相反可以相成。吴又可未识其义，畏忌黄连；张锡纯识其义，故善以二药同用。大黄还有化瘀血作用，适宜于瘀热。

甘寒清热药以银花、鲜生地为代表。银花应用广泛，但清热力量不及黄连，不能治湿热，因苦能燥湿，甘则不能燥湿。但不能说有湿者就绝对不能用银花。苦寒药多用过用，能化火伤津，甘寒药则无此弊，有的还能生津。

石膏既辛寒，又甘寒。辛能透发，寒能清热，甘能生津。昔人谓"膏知沉降"，实在冤枉了石膏。沉降之弊在知母不在石膏。石膏虽质重，但实是一味透热之药，但作用并不强，惟其清热作用并不太大，故应大剂重用。《伤寒论》用治余热（竹叶石膏汤），可为旁证。《伤寒论》方用石膏者较多，而用知母者只有三方：白虎汤、白虎加人参汤、麻黄升麻汤。临床常用的清热方实际只有白虎汤，可见清热之功在知母而不在石膏。石膏在白虎汤中，一则协同知母共起清热作用；一则以其辛透之性，制约知母沉降之弊。

清气分热首推知母、黄芩，但知母清阳明经之热，黄芩清少阳经之热。咸寒清热药只有犀角、元参两味。咸能入血滋阴，血分有热、阴液受伤者宜选用之，同时须配合凉血滋阴药。

补益药有补气、补血、补阴、补阳之分。一般性温，其实是

"平"。人参力最雄，各种气虚都可用；党参力弱，太子参更弱，但性偏凉，皮尾参更凉，可用于气阴两虚者。黄芪补气之力，仅逊于人参。党参则远不及黄芪。人参与黄芪功能之别是：人参补心，黄芪不补心；黄芪走表，人参不走表；黄芪利水，人参不利水；黄芪托毒，人参不托毒。

甘草是补气药，作用颇为特殊。其性味甘平，寒、热、温、凉之药都可配用，故有"国老"之称。《伤寒论》方以"四逆"为名者都有甘草，可见甘草有顺接阴阳之气的功能。它与姜附合用或再加人参则补阳气；与归地同用则补阴血。它首先是补心气，故能复脉。甘草能缓急，缓急包含两义：一是缓急迫之证，如脏躁不安，心悸怔忡，呼吸少气，吐泻频繁，筋脉挛急等，所谓"肝苦急，急食甘以缓之"；二是缓诸药之毒，缓是缓其副作用，而不减弱其药力。如麻黄汤之用甘草，并不是减少麻黄发汗之力，而是扶助正气，缓和麻黄发越阳气的副作用。还须指出，《伤寒论》方用甘草者有72方，绝非仅为缓诸药之毒而用，更主要的是为了扶助正气。某些方用甘草，还有特殊作用（如炙甘草汤、甘草泻心汤、甘草附子汤），很值得研究。甘草，从利而言，是能和中；从弊而言，是能滞湿，故中满者忌之。因为有滞湿之弊，所以《伤寒论》方用甘草，常与桂、苓相配，通阳而不滞湿。二陈汤中用甘草，配以夏、苓、陈，也是这个道理。总结甘草的作用：一曰复脉，二曰缓急，三曰和中。

白术，实际不是补气药而是健脾药。因其常与补气药同用而常归属于补气药。白术健脾但有守中之弊，气阴两虚、肠燥便秘者忌用。至于大便溏而不畅，或先硬后溏之便秘则宜之。

山药，有补气作用，但力较弱；有健脾作用，但力不如白术，而无白术之燥性。

其他如仙鹤草、棉花根、大狼巴草、土黄芪等药，补气作用极微，在无形之气所当急固之时，用这些药可谓误人不浅。

补阳药大都补肾，性偏温。其中苁蓉、巴戟、菟丝、潼蒺藜、紫河车、锁阳、仙茅、仙灵脾均性柔，并不太热，这些药实际阴阳双补，有火者可配合清热药（例如知母、黄柏）同用。附子、肉桂，本身并非补药，但加入补药中，特别是补阳药中，补力大增，热性更著，故称为补命门之火。

补阴药有养阴、滋阴之别，前者较少滋腻，有的还有清热作用，例如北沙参、鲜石斛、天花粉、鲜生地、地骨皮、芦根、玄参等；后者多属血肉有情之品，如龟板、鳖甲、阿胶、鸡子黄。补阴药有偏于润肺阴者，如皮尾参、北沙参、麦冬、玉竹、百合、冬虫夏草（也补肺气）、芦根、玄参等，这些药多数还可以养胃阴；有偏于补肝阴者，如山萸肉、女贞子、首乌、枸杞、白芍、鳖甲等，养肝阴药多数有补血作用；有偏于补心阴者，如淮小麦、生地、柏子仁等；一切补阴药对肾阴都有好处，因肾阴为诸阴之本，但其中以血肉有情之品更佳，熟地亦佳。单纯补血药较少，补阴药与补血药大都可以通用。但也有不能通用者，如当归、桂圆肉只能补血，不能补阴；补阴药中的养阴药，只能补阴不能补血。而活血药之中，如丹参、鸡血藤等，却有补血作用。

最后，谈谈药性的升降问题，着重谈升。

人的气机有升降，药性也有升降。近世受温病学说的影响，用升药是一个禁区。其实清阳宜升，清升则浊降，这是东垣学说的精髓。升药首推葛根、升麻、柴胡。我的用法是：

（1）头目耳鼻诸病而无湿者宜升，选用升、葛或升、柴；用于贫血、神经衰弱，配合补气血药；有热者配合清热药，方可用益气聪明汤；血压高者不忌，特别是血压高而见项强者更宜重用葛根；有阴虚见症者慎用；有气虚见证者大胆用之。

（2）中气下陷，如久泻、脱肛、内脏下垂等，陷者举之，宜升。方可选补中益气汤或七味白术散。久泄者葛根宜重用。这些病症常需配用降药及理气药；中气虚则湿聚，多见胸痞之症，故补中益气汤不用葛根而用柴胡，因柴胡理气，葛根不理气也。降药可选用枳壳、枳术等量或枳多於术，枳术汤之法也。

（3）湿热下注，见二便异常而有气虚见证者宜升。此《内经》所谓"中气不足，溲便为之变"也。升药还有散的作用，升是升其阳气，散是散风、散火的意思，故亦称升散药。火郁于中，燥见于外，用清火滋阴药不应者，可用升散药，方如升阳散火汤。多数散风药如羌活、防风、蔓荆子、川芎、菊花、青蒿、荷叶等也都有升的作用。升散药还可与活血化瘀药同用，取其走而不守，增强活血化瘀的作用，著名的活血化瘀方如血府逐瘀汤、补阳还五汤、复元活血汤中有柴胡、川芎、桔梗等均属此理。

（转载自《中医杂志》1987 年第 10 期）

《伤寒论》方在杂病中的应用

金寿山

•

编者按：

　　金老的观点和经验是：《伤寒论》方原可通用于外感热病和杂病。书中所谓误治后的变证，有一大部分本来就是杂病。

　　对治杂病而言，桂枝汤一类方可用于调营卫，治虚劳；麻黄汤一类方可用治饮证；柴胡汤一类方可用治肝胆疾病；泻心汤、承气汤、理中丸、吴茱萸汤一类方可用治消化道疾病；用附子甘草诸方可用治心脏疾病以及风湿病。此外，《伤寒论》中还有治消渴、水气、蓄血、痢疾、黄疸、蛔虫病方，等等。

　　要学会把《伤寒论》方应用于杂病，非读《伤寒论》原书不可。张仲景学中医，靠的是"勤求古训""博采众方""平脉辨证"这三句话。"勤求古训"是继承前人经验，"博采众方"是吸收别人经验，"平脉辨证"是自己实践，并通过实践把前人和别人的间接经验化作自己的直接经验。现在要学好中医，还是靠这三句话。

•

　　《伤寒论》讲辨证论治。辨证论治应该落实到"治"，如果治疗效果不好，辨一番，论一番，只是一种空谈。《伤寒论》方就是行之有效，是张仲景博采众方得来的。张仲景有三句话，叫做"勤求古训，博采众方，并平脉辨证"。

"勤求古训"是继承前人的经验，学好理论，这就要读书。明朝金正希转述当时医生程敬通说过的一句话是："读书而不能医者有之矣，未有不读书而能医者也。"。可见读书的重要性。当然，不读书，做个医生，开开方子，或许可以，但决不能成为一个医学家。"博采众方"是吸收别人的经验。"平脉辨证"则是自己的实践，并且通过实践把来自前人和别人的间接经验化作自己的直接经验。张仲景是这样学好中医，著成《伤寒论》的，现在要学好中医，还是这三句话。

近人以为，《伤寒论》是论述外感热病的专书。我以为，这只是一个方面，如果只是论述外感热病，那么，只要把《伤寒论》论述六经形证的部分抽出来，如《中医学基础》当中六经辨证这一章节已足，就无需再读《伤寒论》。然而多年来的中医教学经验证明，《伤寒论》还是应该独立开课，所以然的道理，《伤寒论》的法和方，不仅应用于热病，更广泛应用于杂病，不读《伤寒论》全书，对热病，知其常而不能尽其变；对杂病，更不知道可以用伤寒法、伤寒方。实际上《伤寒论》中所谓误治后许多变证，可以由误治所致，但又不尽属于误治，如"发汗后，不可更行桂枝汤，汗出而喘，无大热者，可与麻黄杏仁甘草石膏汤"的麻杏甘石汤证，尤在泾就认为"缘肺气外闭之时肺中已有蕴热"。所以《伤寒论》于麻杏甘石汤证又出一条："下后，不可更行桂枝汤，若汗出而喘，无大热者，可与麻黄杏仁甘草石膏汤。"可见只要肺有蕴热，无论汗后、下后，都可以出现麻杏甘石汤证，不尽属于误治。又如太阳病出现五苓散证、桃仁承气汤证，从理论上说，固属随经入府，然非内有蓄水、蓄血，又何至于入府？五苓散用于蓄水，桃仁承气汤用于蓄血，蓄水、蓄血皆杂病也。太阳病篇误治条文甚多，无非以之释明病机，若竟认为都属误治，那来这么多的误治？所谓误治后的许多变证，我以为一大部分本来就属于杂病。

现在，首先谈谈桂枝汤在杂病中的应用。

桂枝汤是《伤寒论》第一方，它有发汗作用，而实际它不是发汗之剂，是和剂。和什么？调和营卫是也。正因为调和营卫，所以服桂枝汤后通过发汗而能退热或止汗，不仅热病可用，在杂病中也可用，对于不明原因之长期低热，用桂枝汤退热有良好效果。"病人脏无他病，时发热，自汗出而不愈者，此卫气不和也，先其时发汗则愈，宜桂枝汤。"我看，这里指的就是杂病。所谓甘温除热之方，首推桂枝（汤）。其次，损其心者调其营卫，为治五损中之一法。因此，以桂枝汤为基础，加减用药，可用于治虚劳，如小建中汤、黄芪建中汤即是桂枝汤的加味。当然，桂枝汤加味或加减应用于虚劳，应有寒象。如叶天士善用黄芪建中汤治虚劳，它有一定标准：①久病消瘦乏力；②胃纳不佳，时寒时热，喘促短气，容易汗出；③脉虚无力，不数；④有操劳过度史。反之，阴虚内热者就不可用，只可用复脉汤（炙甘草汤）。

炙甘草汤实际是桂枝汤的变法，以治心律失常，有卓效，故一名复脉汤。但改善心律，不过是一种现象，有现象必有本质，它的本质方面的作用，是补心气、通心阳、滋心阴、养心血，从而恢复心主血脉的功能。炙甘草汤为什么既用参、姜、桂、草等阳药，还有酒；又用胶、麦、麻、地、枣等阴药？尤在泾引徐氏的解释较好，他说："脉结是营气不行，悸则血亏而心无所养，营滞血亏而更出汗，岂不立槁乎？故虽行动如常，断云不出百日，知其阴亡而阳绝也。人参、桂枝、甘草、生姜，行身之阳；胶、麦、麻、地，行身之阴，盖欲使阳得复行阴中，而脉自复也。后人只喜用胶、地等而畏姜、桂，岂知阴凝燥气，非阳不能化耶？"

"阴凝燥气非阳不能化"一语，可谓炙甘草汤中用阳药之确释。但使用本方，须注意用量，炙甘草汤原方中炙甘草用四两，主药当然如此，最突出的是生地黄用到一斤，大枣用到三十枚，这在仲景方中用量如此之重，是绝无仅有的。可知本方平补阴阳，而以滋阴为主，方中阴药方面要用得重，阳药方面要用得轻。只用阴药不用阳药固然不对，在一般情况下，把位置颠倒过来，也是错误的（即阳药用得重，阴药用得轻）。

小建中汤与炙甘草汤是治虚劳病的两个重要方剂，都是从桂枝汤的基础上变化出来的，后世叶天士最为赏用，称为"理阳气当推建中，顾阴液须投复脉"。

桂枝汤当然有禁忌，所谓"桂枝下咽，阳盛即毙"，就是说用于阳盛者是不适宜的。

桂枝汤方加减甚多，已故老中医程门雪先生说，最重要的有四个加减法，即寒加附子，热加黄芩，虚加人参，实加大黄是也。虽然只加用了一味药，已经属于变法。桂枝汤不温阳，加附子就温阳；桂枝汤不清热，加黄芩就清热，就不忌用于阳盛；桂枝汤不补虚，加人参就补虚；桂枝汤不攻实，加大黄就表里双解。

那么，桂枝汤加其他药，比如桂枝加葛根汤、桂枝加厚朴杏子汤是不是因项强而加葛根，因喘而加厚朴、杏子，属于随证加药呢？从表面上看固然如此，而实则还有深意。项强者，清阳不升，经络不通也，桂、芍、葛相配，诚为升阳通络之要药。故于太阳与阳明合病，不下利但呕者，不忌葛根，而加用半夏之和降以制其升散太过，后世李东垣善用葛根，实已滥觞于仲景。桂枝汤本身有制冲作用，但其制冲属于制下焦之冲，喘家之冲气，不能说与下焦无关，但其病在上，还有上焦之冲气，故不用桂枝加桂，而加厚朴、杏子，如是，则桂制下焦之冲，厚朴制中焦之冲，杏子制上焦之冲，上中下三焦俱治，喘斯平矣。

桂枝汤是桂枝甘草汤与芍药甘草汤相合而成之复方。桂枝甘草汤意在通阳，若须专力于通阳则取桂枝汤的一半加味，桂枝甘草汤、苓桂甘枣汤、苓桂术甘汤、苓桂姜甘汤（即茯苓甘草汤）以及五苓散，都属通阳之方。一般来说，通阳之方都有利水作用。叶天士说："通阳不在温而在利小便。"斯言得之。

如意在于和阴，则取芍药甘草汤。小建中汤重用芍药，新加汤重用芍药，真武汤中有芍药，附子汤中有芍药，皆有和阴之意（大柴胡汤中用芍药，黄芩汤中用芍药，麻仁丸用芍药，桂枝加芍药汤中用芍药，那是芍药的另一个作用：疏通里急，缓解疼痛）。须专力于通阳，则不用芍药，以免牵制，故胸满、脉促当去芍药；须阴阳相济，则当加入芍药。桂枝去桂加茯苓白术汤，去桂还是去芍，争议颇多，我以为既不去桂，也不去芍，芍药能利小便，见于《本草经》，故桂枝去桂加苓术汤中用芍药，真武汤中能利水也用芍药。芍药之用有三：一和阴，二缓急，三利水。

其次，谈谈麻黄汤、大小青龙汤、麻杏甘石汤、麻黄细辛附子汤、麻黄附子甘草汤等以麻黄为主的方剂在杂病中的应用。

这一类方剂主要用于饮证，麻黄乃肺经之专药，其饮在于肺，寒用麻黄汤、小青龙汤,小青龙与麻黄汤是缓急两等治法;热用麻杏甘石汤;寒而夹热者用大青龙汤,大青龙麻、桂用量特重,不是因为寒重,而是因为热郁;热郁较轻者可用小青龙加石膏汤;与少阴证同见者,可用麻附细辛汤、麻附甘草汤,二方亦是缓急两等治法。这类方证虽有虚实、寒热、缓急之不同,但有一共同点,即是饮证。大小青龙之命名,不是发汗,而是行水之意。如是一般感冒咳嗽,又何必用此等方。

《伤寒论》大、小柴胡以及泻心汤诸方,也可用于消化系统杂病(包括肝、胆、肠胃),现在只谈谈三泻心汤:半夏泻心汤证,经文明言属柴胡汤之变证;生姜泻心汤证,明言胃中不和;甘草泻心汤证,明言胃中虚。三泻心汤所主治,皆属胆病及胃,气机不畅,寒热错杂之证。《伤寒论》于生姜泻心汤证明言"汗出解之后",可见其痞不一定是误下而成。临床所见,胃病中有这一种类型,用三泻心汤有一定效果。胃中不和,中焦阻塞,津液不通,还可以酿成湿热,上冲下注。上冲则为呕,为声嗄,为口舌糜烂;下注则为下利,为阴疮。故三泻心汤不独可治胃家本病,也可用于上下交病,独治其中。张仲景于狐惑病,用甘草泻心汤,即是辛以开痞,苦以泄热,甘以和中之意,确有效果。曾治二例狐惑病人,用泻火解毒药只能暂时减轻症状,不久又增剧,后用甘草泻心汤都得到痊愈,且近期未见复发。

要之,柴胡汤这类方剂,在热病中固为常用,在杂病中亦属多用,而三泻心汤更多用于杂病。

阳明病中白虎汤、白虎加人参汤证,固属热病,然此二方亦可用于治消渴。

阳明病以腑证为主，《伤寒论》于用下法，慎之又慎，但在阳明三急下条，少阴二急下条，证情也极平常（除252条外），何以要急下？殊难索解。我意急下诸条，都是杂病，可能即指急腹症。在热病，病机尚在表者，可下之机尚未成熟，不可妄下，若在急腹症，则原属里证、实证，不通其里，不能去其病。体实者，宜乘其正气未虚而攻之，此阳阴病之急下也；体虚者，也必须背城借一，此少阴病之急下也。前人说："夺实之下可缓，存阴之下不可缓。"我现在为之下一转语，夺实之下亦有不可缓者，急腹症是也。吴又可论下法，认为邪为本，热为标，结粪又其标也，是值得注意的。当然，在这些情况下用"下法"，不一定用大承气汤，用黄龙汤、增液承气汤等更为对证，此则又不应局限于用《伤寒论》方。

仲景用附子方，都为温阳而设，目的在回阳救逆。具体来说，治四肢厥逆，用附子必配以甘草，甘草为治四肢厥逆之首选药，凡以四逆名方者，不论寒、热、虚、实，方中都用甘草，如四逆汤、四逆散、当归四逆汤等等。虽不以四逆名方，而见四肢厥逆证者，方中多数有甘草。四逆汤方以甘草居首列，绝非偶然。可见甘草一药是强心复脉之要药。目的在于增加回阳救逆作用者，不是加重附子之用量，而在配以干姜；目的在于温阳利水者，配以苓、术；目的在于温阳的基础上补气血者，则配以人参，附子汤、四逆加人参汤即此意也。炮附子重用则意在镇痛而不在回阳，治风湿病三方就重用附子。至于用炮、用生，《伤寒论》原意，炮则性缓，生则性急，我看，现在用炮好了。有附子诸方，在热病、杂病都有应用的机会。

《伤寒论》原名《伤寒杂病论》，其方原可以通用于伤寒与杂病。

所谓误治后的变证，我的看法，有的根本不是误治所致，而本来就是杂病。《伤寒论》方，如桂枝汤一类方可用于调营卫，麻黄汤一类方可用于治饮，柴胡汤一类方可用于治肝胆疾患，泻心汤、承气汤、理中丸、吴茱萸汤一类方可用于治消化道疾患，用附子甘草诸方可用以治心脏疾病以及风湿病，还有治消渴、水气、蓄血、痢疾、黄疸、蛔虫病方，等等，都是应用于杂病。以上还只是举例，并不完全讲到。

至于把《伤寒论》方灵活应用，如刘老（赤选）把栀子豉汤用于精神病（癫证），也有人把桂枝甘草汤用于低血压症，这样的例子更是举不胜举。怎样把《伤寒论》方应用于杂病，怎样辨证用方，非读《伤寒论》原书不可，所以不能认为《伤寒论》仅仅是论述热病的专著，更不能抽出六经辨证一个内容来代替学习《伤寒论》。

（转载自《新中医》1979 年第 4 期）

桂枝汤及其加减法的临床体会

万友生

•

编者按：

  万友生（1917-2003），当代著名老中医。治学崇尚《伤寒论》和《温病条辨》，倡导寒温统一的外感热病理论体系。

  万老体会：桂枝汤既能从表以解散风寒，又能从里以健脾胃、助心阳、疏木平肝，适用范围很广。临证只要见到脉浮数而松缓无力和体质素虚易感这两点，即使无汗，亦可投以桂枝汤。

  应用桂枝汤加减法的经验：

  （1）桂枝汤加附子、白术为主，治疗风寒湿引起的腰腿痛、关节痛的经验。

  （2）炙甘草汤治疗内伤心脏病的心动悸、脉结代的经验。根据患者寒热多少，调整方中阳药与阴药比例，可提高疗效。认为可加减方中各药用量，但一般不宜随便加减其药味，否则疗效不显。

  （3）桂枝去芍药加蜀漆牡蛎龙骨救逆汤和桂枝甘草龙骨牡蛎汤治疗心肝神魂不守之虚寒证的经验。

  （4）当归四逆汤治疗寒凝体表，内无寒证导致的神经、血管、关节等慢性疾患的经验。

•

桂枝汤为"仲景群方之魁",加减法最多。适应范围最广,在《伤寒论》113方中占有显著的重要地位。

桂枝汤的适应证是发热、恶风寒、汗出、头身痛、鼻鸣、干呕,脉是浮、缓、弱、虚。其中并以汗出而脉浮缓虚弱为特征。如其表寒证不具有此特征,反而汗不出脉浮紧的,桂枝汤就不可用了。桂枝汤主治太阳表寒虚证,表寒是指风寒邪实于表,表虚是指卫阳正虚于表。

本方攻中有补是十分明确的。而这个补,主要是补脾胃中气。由于"胃为卫之本",故亦能扶助卫外阳气。至于其中的白芍,性味微酸微寒,具有收敛止汗的作用。乍看似与辛温解表相抵触,细玩则颇有妙趣。因为正是由于桂枝汤在大队辛温而甘的桂、姜、草、枣中稍佐微酸微寒的白芍,才形成了它的发中有收的特点,能使邪(风寒)去而不伤正,正(卫阳)固而不留邪。此外,本方还具有表中有里的特点,既能从表以解散风寒,又能从里以健脾胃、助心阳、疏木平肝。

健脾胃已如上述。助心阳和疏木平肝则应从本方所包含的桂枝甘草汤和芍药甘草汤的作用去理解。从"发汗过多,其人叉手自冒心,心下悸欲得按者,桂枝甘草汤主之"来看,显然具有扶助心阳的作用(桂枝甘草汤对心动过缓之属于心阳气虚者,辅以参、芪,颇有良效)。从芍药甘草汤主治"脚挛急",联系到桂枝加芍药汤主治"腹满时痛"和小建中汤主治"腹中急痛"而脉弦来看,显然具有疏木平肝作用(肝藏血而主筋,肝血不足而木枯筋急,常见头身手足筋脉挛急疼痛,或木横土中而见"腹中急痛"等症,白芍配甘草,酸甘化阴,功能养血柔肝以缓其急,故能止其痛。我在临床上常用芍药甘草汤为主适当加味，治疗此类痛证，从头顶痛到脚挛急痛以及"腹中急痛"，均有良效）。近人曹颖甫在《经方实验录》中指出："桂枝汤功能疏肝补脾者也。""妇女私衷抑郁，影响气血，始则气逆脘痛，纳食不畅，自称曰肝胃气，书则谓木侮土，驯至头晕心悸，经事不调，或西医所谓贫血症，按其脉常缓而无力……不待风寒之袭，而常萧瑟恶寒，尤其冬日为甚。余逢此等症状，常用桂枝汤原方，病者服后，陡觉周身温暖，经脉舒畅，如曝冬日之下，如就沐浴之后，此无它，桂芍活血之功也。"并说："桂枝汤直是一首补方……若夫体素虚寒之老人及妇女服此，诚有意想不到之效力，故仲景以本汤为温补主方。加桂即治逆气冲心；加附子即治漏汗不止；加龙骨、牡蛎即治盗汗、失精；加白芍、饴糖即治腹中痛；加人参、生姜、芍药即治发汗后身疼痛；更加黄芪、当归即泛治虚劳；去芍药加地黄、麦冬、阿胶、人参、麻仁，即治脉结代，心动悸。无一非大补之方。综计《伤寒论》中共一百十三方，由桂枝汤加减者，乃占二十余方，然则仲景固好用补者也，谁谓伤寒方徒以攻劫为能事乎？"

由上述可见：桂枝汤方攻中有补，发中有收，既能治表证，又能治里证，其适应范围是相当广泛的。尤应明确的是，它之所以能治太阳病表寒虚证就在于它是一个汗法中的补法。因此，有人认为太阳病表寒虚证并非虚证，显然是与桂枝汤证的理法方药不相符合的。从前人临床运用此方治疗太阳病表寒虚证的经验来看，也大都是注重这个"虚"字。如许叔微在《伤寒九十论》中所述治验：①一人伤寒，身热自汗恶风，鼻出涕，脉关以上浮、关以下弱，投以桂枝汤，一剂而微汗解。②一人发热恶寒自汗，脉浮而微弱，三投桂枝汤而愈。③一妇伤寒，发热恶风自汗，脉浮而弱，投以桂枝汤，先由病家配方，桂枝误为肉桂，三服不效，后乃亲为配方，煎服一剂而解。从其一则曰"关以上浮，关以下弱"，二则曰"脉浮而微弱"，三则曰"脉浮而弱"来看，显而易见，许氏是很重视太阳病表寒虚证这个"虚"字的。持太阳病表寒虚证非虚论者，只是从病象上看虚实（疾病现象上的空虚或充实），即太阳伤寒，由于寒主凝敛，毛孔闭塞而无汗，故谓之"实"；太阳中风，由于风主疏泄，毛孔开张而汗出，故谓之"虚"。这样，就把辨别疾病性质的虚实变成了形容疾病现象的虚实，只有病象上的意义，而无病性上的意义。试问本证脉浮缓虚弱，究竟是正虚之脉，还是邪实之脉？主方桂枝汤究竟是攻中有补之方，还是专攻不补之方？这是不辩自明的。至其自为辩护说，如其表虚确是虚证，那就只有采用玉屏风散等方才合适，而绝非桂枝汤所能胜任的了。这种把桂枝汤和玉屏风散对立起来的认识也是不够全面的。因为表虚证有邪多虚少和虚多邪少之别。邪多虚少的表虚证，治法当以祛邪为主兼扶正，这就应该采用攻中兼补的桂枝汤；虚多邪少的表虚证，治法当以扶正为主兼祛邪，这就应该采用补中兼攻的玉屏风散。二方虽有攻多补少或补多攻少之分，但能治疗表虚证则是基本一致的。

我在临床上诊治风寒感冒的太阳表寒虚证，在辨证上主要抓住体质素虚易感和脉象浮缓虚弱这两点，并以后者为主。至于汗的有无，只能供作参考，不足凭以为断。这就是说，只要具备上述两点，即使无汗的，也可以用桂枝汤取效。例如一妇人产后感冒风寒，头痛发热，恶风寒，无汗，嗳腐呕吐，不思食，脉浮数而松缓无力（虚弱），我投以桂枝汤二剂即愈。本例虽然头痛发热，恶风寒无汗，有似表实，但从其病起于产后而且脉象浮数松缓无力（虚弱）来看，实属表虚，故用桂枝汤二服而解。又从嗳腐呕吐、不思食来看，可见不仅表有风寒，而且里（胃）有寒滞。由于桂枝汤既能助卫散寒，又能和中助运，故不需加入消食药即能达到表解里和的目的。

这里还须指出的是，风寒侵犯太阳的表虚证的脉缓，是指脉形松缓无力而言（它是和风寒侵犯太阳的表实的脉形紧张有力的紧脉相对的），并非脉息缓慢之意。所以《伤寒论》在太阳病表虚证中，既提到脉缓，又提到脉数，更提到脉虚弱。事实上，太阳表证发热的脉息都是数的，而不可能是缓慢的（但太阳病"或未发热"时例外）。因此，临床上所碰到的太阳病表寒虚证的脉象，大都是如上述病例所见"浮数而松缓无力"的。但临床运用桂枝汤治疗表寒虚证，如其虚象比较显著的，应加人参（即桂枝新加汤法），甚至合用玉屏风散，才能提高疗效。

顺便谈谈玉屏风散的使用问题，有人认为玉屏风散必须按古法用散剂长服才能收效，如作汤则欲速反不达。这虽值得注意，但并不尽然。我曾治一顽固易感病例，几乎长年累月，感冒难以脱体，患者常戴口罩，亦难避免。我为处以大剂玉屏风散方作汤，连服20剂，患者感到头脑发胀而止。从此感冒未再发生，随访多年，亲眼见其疗效非常巩固。又对一些慢性复杂性疾患而容易感冒的，常在对证汤方中合用玉屏风散，也往往收到防止感冒的满意疗效。我认为用玉屏风散防治风寒感冒，其疗效之能否巩固，主要不在于剂型或散或汤，而在于服用时间的长短。如能长期坚持服用，即可获得巩固的疗效，否则就难以达到预期的目的。至于或用散，或用汤，要看病情轻重而定，即病情轻的，自当用散剂以徐图之；病情重的，则宜先用汤剂以急图之，然后再用散剂以巩固之。

再从桂枝汤加减法来看，其治疗范围之广，实际上已遍及于六经表里病证。这里仅就其中几个桂枝汤加减法来谈谈个人的临床体会：

1. 桂枝附子汤（去桂加术汤和甘草附子汤）法

太阳病风湿痹症三方，我常在临床上合用之（即桂枝汤加附子和白术），屡获良效。例如：

王某，女，25 岁。

久患风寒湿腰腿痛，先是右侧痛，经治逐渐好转，又继之以左侧痛，并感拘急麻痹而冷，天寒尤甚，入暮则剧，以致夜难成寐。近三月来，日益加重，左腿跛躄呈侧弯状，步履为艰，须人扶持，并不能久坐，因此几乎终日卧床。舌淡苔白，脉象细弱。初诊投以桂枝汤加附子、白术（桂枝 10g，白芍 15g，炙甘草 10g，生姜 10g，红枣 5 枚，熟附子 10g，炒白术 15g），连服 2 剂，每剂药下须臾，即感通身温暖而微自汗出，腰腿痛稍减轻；再进 5 剂，每剂药下须臾，仍感通身温暖而汗出较前为多，腰腿疼痛显著减退。

二诊守上方加重白芍为 30g，大枣为 10 枚，更加当归 15g，鸡血藤 15g，五加皮 10g，威灵仙 10g，续进 10 剂，腰腿疼痛更见减轻，左腿麻痹解除，脚力日增，能够独自行走一华里左右，并可骑自行车来复诊。

三诊守上方再加桑寄生 30g，独活、防风各 10g，又服 20 剂，腰腿疼痛基本解除（不仅白天痛极轻微，入暮也不加重，天气变冷也不感到痛甚），左腿跛躄侧弯状已基本恢复正常；腰腿不冷，屈伸自

桂枝汤及其加减法的临床体会

如，可以久坐久行，乃上班工作。最后仍守上方再加黄芪、杜仲、续断、山药、狗脊各15g，更进20剂而痊愈。

秦某，男，26岁。

久患风湿腰腿（膝）酸痛，与天气变化有关，怯寒，手足冷，口淡乏味，食少不香，不渴，容易感冒，舌苔白润，脉沉细弱。初诊投以桂枝汤加附子、白术（桂枝10g，炒白芍15g，炙甘草10g，生姜10g，红枣5枚，熟附子10g，白术24g，骨碎补15g，桑寄生30g，杜仲15g，续断15g），连服5剂，时自微汗出，腰腿疼痛明显减轻，虽阴而天冷时痛亦不加剧，腿力渐增，但大便软烂不成条，夜难入寐。

二诊守上方加生黄芪30g，党参、茯苓、夜交藤、合欢皮各15g，再进7剂，腰腿疼痛减去大半，食欲好转，天亮睡醒时仍自微汗出。

三诊守上方更加木瓜、生苡仁、制乳没各15g，生龙骨、生牡蛎各30g，又服5剂，腰腿疼痛全除，知饥食香，脉力转旺。最后仍守上方加减以巩固疗效。

刘某，男，51岁。

患风湿性关节炎已20余年，近时剧作，右膝关节疼痛尤甚，行走需人扶持，腰亦疼痛，形寒特甚，口不渴，大便易溏，纳少不香，容易感冒，舌苔白润，脉沉细弱。投以桂枝汤加附子、白术（桂枝10g，白芍30g，炙甘草10g，生姜3片，大枣5枚，熟附子10g，白术24g，生黄芪24g，防风10g，当归15g，桑寄生30g，杜仲15g，续断15g，制乳没各15g），初服3剂，腰膝疼痛即大减，服至5剂，可以独自行走上街；服至10剂，腰膝疼痛基本解除，上班工作。

我的体会是：由于太阳和少阴相表里，故风寒湿邪侵犯太阳，往往容易损伤少阴阳气，又因太阴脾恶湿，故湿盛则易伤脾阳。所以治疗太阳风寒湿痹，必须在解散太阳风寒湿邪的同时，扶助少阴和太阴的阳气。桂枝汤本来就能外解太阳之表和内温心脾之里，加入附子和白术，协同桂枝，就更加强了它的解表温里的作用。故对太阳风寒湿痹有良效。桂枝附子汤本无白芍，而我则认为不可缺少，因为白芍为止痛要药，虽属酸寒之品，但在大队辛甘温药中，决无伤阳滞邪之弊。尤其是风湿痹痛日久，易致血虚不能柔筋，而使疼痛加剧，芍药甘草汤功能养血柔筋，大有止痛之功，更不可少。我对顽固性风湿腰腿疼痛日久，以致血虚不能柔筋的，喜用芍药甘草汤加当归、鸡血藤为主，常获满意疗效。有时加入活血化瘀的乳香、没药等药，则是因为痹痛日久，往往由气滞导致血瘀之故。这里应该指出的是，中医认为太阳风寒湿痹易伤少阴阳气，往往传入少阴而成为难治之症，这和西医所谓风湿性关节炎容易导致风湿性心脏病是一致的。因此，在治疗太阳风寒湿痹时，如能注意到太阳与少阴的表里关系，在外解太阳风寒湿邪的方治中及时扶助少阴阳气，不仅可以提高疗效，而且可以防止传变。也正因此，上述太阳风寒湿痹三方合用是比较理想的。但此方只适宜于风寒湿痹症，而不适宜于风湿热痹症，尚有一定的局限性。

2. 炙甘草汤法

"伤寒脉结代，心动悸，炙甘草汤主之。"有人认为本证是因心脏痼疾外加伤寒卒病，故其方用桂枝汤去芍药，加人参、生地、阿胶、麦冬、麻仁，既能从表解散风寒以治其卒病，又能从里补养心脏气血以治其痼疾。其实本条并非伤寒卒病引发心脏痼疾，而是外感造成内伤的结果，亦即太阳伤寒（应紧密联系上文太阳风湿三方证治来看）导致内伤少阴心脏气血，并使其脉络瘀滞所致。如西医所谓风湿性关节炎发展成为风湿性心脏病等。也正因此，才适宜用此补通并用而以补为主的炙甘草汤。如属伤寒卒病引发心脏痼疾，则必有太阳表证，即使少阴里证急重，也只能以温里为主，而不应妄用阴凝如阿胶、麦冬等以滞表留邪。我在临床上常用炙甘草汤治疗内伤心脏病的心动悸、脉结代，屡获良效。例如：

苏某，男，44 岁。

患心动悸，脉结代。在某医院住院，经用西药治疗无效。请我会诊，投以炙甘草汤（炙甘草 30g，桂枝 10g，生姜 3 片，红枣 5 枚，红参 6g，阿胶 10g，生地 10g，麦冬 10g，麻仁 10g，白酒 2 匙），连服 10 余剂而痊愈。

蒋某，男，34 岁。

患频发性室性早搏已半年多，脉弦而时结、时促、时代（偶有二三联律），舌质暗红边有瘀斑而苔微黄，右胸闷痛，痛点固定，心悸时作，气短不能多说话，神疲乏力，烦躁寐差，有时口干口苦，尿黄，久治无效。初诊投炙甘草汤（炙甘草 30g，生地 60g，麦冬 30g，阿胶 6g，麻仁 10g，党参 10g，桂枝 5g，生姜 3 片，红枣 10 枚，白酒 2 匙），连服 5 剂，早搏大为减少，夜寐亦安，但仍气短乏力，不能稍事体力劳动。复诊上方加重党参为 30g，更加红枣 5 枚，再进 10 剂，早搏基本控制，气力增加，可以多说些话，也可稍事体力劳动。最后仍守上方加减以巩固疗效。

吴某，男，41岁。

患频发性室性早搏，两脉时结、时促、时代（二联律较多，有时出现三联律），心前区常有压迫逼闷感并有时微痛，咽喉口舌干燥，鼻腔灼热，舌红，大便偏结，胃纳尚可，夜寐尚安。在某医院住院，经用西药治疗，未能控制早搏。请我会诊，投以炙甘草汤（炙甘草30g，生地60g，麦冬30g，阿胶6g，麻仁10g，党参15g，桂枝5g，生姜3片，大枣5枚，白酒2匙），连服5剂，早搏即基本控制（每次药下，可控制早搏达七八小时），自觉轻松舒适。复诊守上方再进15剂，心前区压迫逼闷感完全消失，脉未再出现二三联律。获得近期显效。

徐某，女，37岁。

患室性早搏已三四年，每晚静卧（尤其向左侧卧）即作，有时有二三联律，每当精神激动时则剧作，脉搏每分钟80次，而早搏达二三十次，并感心悸心慌，胸闷微痛，夜寐多梦，咽喉口舌干燥，大便偏结，舌少苔，无胃痛，无浮肿，血压正常。我投以炙甘草汤（炙甘草30g，党参15g，桂枝5g，生姜3片，红枣5枚，生地60g，麦冬30g，阿胶6g，麻仁10g，白酒2匙），连服10余剂而痊愈。

炙甘草汤所主治的"脉结代，心动悸"，是因心脏气血虚弱，导致气血瘀滞而成。由于气血虚弱，心神失养，故心动悸；由于气血瘀滞，心脉阻涩，故脉结代。本方以炙甘草补虚安神为主，并用人参、桂枝、生姜、大枣以温养阳气和阿胶、生地、麦冬、麻仁以滋养阴血，其中桂枝协同清酒且能通利经脉以流畅气血，故对心脏气血虚弱，导致气血瘀滞之证有良效。但应指出，本证病机属虚（气血虚弱）实（气血瘀滞）相兼而以虚为主，本方治法为补（补养气血）通（通利经脉）并用，而以补为主。因此，本方应用于本证，必须是虚多实少的才适宜，而且还要根据心脏气血病机的寒热多少而灵活加减其温清药量，才能提高疗效。这就是说，本证如阳气偏虚而虚寒现象较多的，则其中人参、桂枝、生姜、大枣的用量宜加重；若阴血偏虚而虚热现象较多的，则其方中阿胶、生地、麦冬、麻仁的用量宜加重。由此可知，上述4例治验中的后3例为什么重用生地、麦冬等药的理由所在。

这里还须注意的是:《伤寒沦》炙甘草汤中为什么生地的用量最重（一斤）？个人的体会是，生地不仅能生新血，而且能破瘀血，亦即既能"生血之源"，又能"导血之流"。因此，它在本方中的作用，主要是取其化瘀生新，并不只是养血清热而已。

又本方主药炙甘草的作用前人认为它能"通经脉，利血气"，根据个人临床运用体会，似与实际不符。因为大量临床事实表明，炙甘草的作用是只能"补"而不能"通"的。至于炙甘草汤之所以"补"中有"通"，则是因为方中有桂枝和清酒之故。因此，我认为，说炙甘草汤方能通经脉、利血气则可，说炙甘草一药能通经脉、利血气则不可。炙甘草在本方中的主要作用，应理解为补心虚以安神，较合实际。

又本方药味配伍颇有妙用，一般不要随便加减其药味（但可加减其药量），否则疗效不显。个人体验为是，幸勿以胶柱鼓瑟讥之。

3. 桂枝去芍加蜀牡龙汤和桂甘龙牡汤法

仲景以此法主治惊狂卧起不安或烦躁之症，并明言是因误治亡阳所致。可知其证属心肝阳虚而神魂不宁之候，而其方则属温补心肝阳气以安定神魂之剂。此法对心肝神魂不宁的虚寒证颇有效验。例如：

梁某，男，36岁。

病因大惊而起，日夜恐惧不安，晚上不敢独宿，即使有人陪伴，也难安寐而时时惊醒，白天不敢独行，即使有人陪伴，也触目多惊而畏缩不前，每逢可怕之事（即使并不足怕的事也常引以为怕），即自发呆而身寒肢厥拘急并引入阴筋，手足心出汗；发作后，则矢气、尿多、饮食减少。舌淡苔白，脉弦。初诊投以桂枝汤去芍药加龙骨牡蛎等（桂枝12g，炙甘草24g，生姜10g，大枣6枚，生龙骨30g，生牡蛎30g，远志10g，桂圆肉60g，小麦60g），连服3剂，夜寐渐安，恐惧感明显减退，发呆次数大减，可以独自出外行走，不再需人陪伴，但时当夏令，犹穿夹衣，自汗恶风。

复诊守上方加入生黄芪15g，白芍10g，再进数剂而病获痊愈。

本例由于心肝阳虚内寒而神魂不宁，故日夜恐惧不安。其身寒肢厥而拘急，为少阴心阳不足，不能温养血脉所致；其引入阴筋而脉弦，为厥阴肝阳不足，不能温养筋脉所致（肝主筋，足厥阴经脉抵少腹，络阴器）。因此采用桂枝汤去芍药加龙骨、牡蛎为主。桂枝汤本来是一个阳中有阴之方，减去芍药，就成为一个纯阳之剂，它不仅能温心阳以通血脉，而且桂枝还能温肝阳以疏达木气（前人有"桂枝疏木而安动摇"之说）。加龙牡者，取其重镇固摄以安定神魂；加桂圆肉和远志者，增强其养心安神之力；加小麦者，寓甘麦大枣汤于其中，取其既能养心安神，又能缓肝之急。在获得显效后，由于时当夏令，犹穿夹衣，自汗恶风，更加黄芪和白芍，则是取其益卫固表敛汗。

4. 当归四逆汤法

仲景用当归四逆汤主治"手足厥寒，脉细欲绝"而内无寒证者，可见其是因寒凝体表而血脉不通所致，故前人用治冻疮大得效验，并盛赞其肌表活血之功。近今临床医生常用以治疗神经、血管、关节等慢性疾患的虚寒证，疗效颇佳。这里略举个人治验为证。

姚某，男，37岁。

患周围神经炎已一年多，初因铁锤击伤右手中指，发生疼痛麻痹，经久不愈。至今年3月，渐觉两脚板如有物挤压，脚心冰冷，并逐渐由下而上发展为上下肢奇痒，须用力搔抓方快，渐致手足麻木冰冷，尤以两足为甚，5月天气已热，仍穿三双线袜和棉鞋，尚有冷感，麻木从手指和足趾起，上行过腕、肘和踝、膝而达于前臂和大腿，尤其是踝关节以下毫无冷热痛痒知觉，曾经中西医药治疗获效，上肢症状基本消失，惟下肢症状依然。近时病情又加剧，经全市中西医会诊治疗无效。现在上下肢麻木冰冷，尤以下肢脚心为甚，不知痛痒，饮食日益减少，体重明显下降，脉细弦而缓。

初诊投以当归四逆汤加味（当归15g，桂枝10g，白芍30g，炙甘草10g，细辛3g，木通10g，生姜10g，红枣30g，生黄芪30g，鹿茸末1.5g冲服），连服11剂（前6剂以鹿胶代鹿茸），手足麻木明显减退（已由肘、膝关节松解到手指和足趾尖，并稍有知觉），脚心由冷转热，但胃纳仍差。

二诊守上方加党参、白术、茯苓各15g，又进5剂，病情更见好转，尤以右腿趾尖知觉恢复较为明显，但两脚时有筋挛和针刺或触电样感。

三诊守上方加重白芍为60g，炙甘草为30g。再进3剂，手足知觉基本恢复，冷感全除，仅踝关节以下仍有轻微麻痹感，胃纳已开，饮食增进。最后仍用上方10剂蜜丸服以巩固疗效。前年我因讲学到该地，会见患者爱人，询知其病早已痊愈，已经4年未曾复发过。

史某，女，21岁。

1973年曾患右胫腓骨骨髓炎，经治愈后，1976年又患左胫腓骨中段硬化性骨炎，至今已一年多，久治少效。诊见患处隆起，皮色不变，内感疼痛酸胀，日轻夜重，以致难以入寐，有时痛引左膝关节，形体消瘦，手足厥寒，舌苔灰白，脉细弦缓。

初诊投以当归四逆汤加味（当归15g，桂枝10g，赤白芍各30g，细辛3g，木通10g，炙甘草10g，大枣五枚，鹿茸末1.5g冲服），连服40余剂，大得效验，左脚疼痛渐除，夜间已不觉痛，能够安睡通宵，食增神旺，肌肉渐丰，特别是左胫腓骨中段隆起处已平复如常。复诊嘱守上方每隔一二日服一剂以巩固疗效。

以上治验，都是以手足寒而脉细为主，故都采用当归四逆汤温通血脉获得良效。其所以加入黄芪和鹿茸者，是因黄芪能补卫气，活血脉，以通肤表荣卫之间的阻滞；鹿茸能壮肾阳，补精活血，以强筋骨。

（转载自《江西中医药》1981年第2期）

小柴胡汤加减方证的应用

刘渡舟

●

编者按:

刘渡舟（1917—2001），著名中医学家。长期致力于《伤寒论》研究。临床辨证提倡抓主证，擅长用经方治病。

刘老认为：小柴胡汤虽治在肝胆，但又旁顾脾胃，虽清解邪热，而又培养正气，故应用范围广泛；其治疗发热性疾病是其特长，此时柴胡剂量应大于人参、甘草 1 倍以上方能奏效，否则达不到治疗作用；柴胡证"但见一证便是"和"不必悉具"要对照来体会，着眼点在于"不必悉具"。

《伤寒》《金匮》有关小柴胡汤有 20 多条条文，熟悉了这些条文，特别是《伤寒论》第 96 条主条文后，再来对照、体会刘老经验，收获会更大。

●

　　小柴胡汤和它的加减剂群，久被广大医家所重视。为此，结合自己的临床体会，介绍 17 个柴胡汤加减应用，以及与它们相适应的证候特点，提供临床治疗参考，错误之处，请加指教。

　　考《伤寒论》以柴胡名方的共有六方，即小柴胡汤、大柴胡汤、柴胡加芒硝汤，柴胡加龙骨牡蛎汤、柴胡桂枝汤、柴胡桂枝干姜汤。以上六个柴胡汤，应以小柴胡汤为基础。所以，了解柴胡汤的加减诸方，必须先从小柴胡汤开始，才有纲举目张的作用。

小柴胡汤是治疗少阳病的主方，由七味药物所组成（柴胡、黄芩、半夏、生姜、人参、炙甘草、大枣）。本方以柴胡、黄芩清解少阳经、腑邪热，又有疏肝利胆，促进疏泄而增强新陈代谢。半夏、生姜，和胃止呕，能开能降，助柴胡之透达以散邪气；人参、炙甘草、大枣，温补脾气，扶正拒邪，以杜内传太阴之路。由此可见，此方虽然治在肝胆，但又旁顾脾胃；虽然清解邪热，而又培养正气，不通过汗、吐、下方法，以达到祛邪目的，故叫做和解之法。此方的剂量，柴胡应大于人参、甘草一倍以上方能发挥解热作用，若误把人参、甘草的剂量大于柴胡以上，或者剂量等同，则不能达到治疗目的。用此方时务须注意这一点。此方治疗范围较广，既适用于伤寒，又适用于杂病，一般地讲，它治少阳病口苦、咽干、目眩，往来寒热，胸胁苦满，心烦喜呕，默默不欲饮食，耳聋目赤，脉弦、苔白滑等症。

《苏沈良方》总结此方，有治疗往来寒热、潮热、身热、伤寒瘥后更发热……指出柴胡汤的解热作用为诸证之先，验之临床，此说不可忽视。《伤寒论》说："伤寒中风，有柴胡证，但见一证便是，不必悉具。"个人认为"一证"和"不必悉具"应对照来体会，着眼点在于"不必悉具"。如呕而发热，或胁下痞硬，或往来寒热，但见少阳主证，使人确信不疑，便宜与柴胡汤，不必待其证候全见。使用柴胡汤应以此说为准。

小柴胡汤的药味、剂量、主证和使用标准亦如上述，现在介绍它的加减证候，以广临床之用。在小柴胡汤主证的基础上，如果出现下述各证：

（1）若兼见头痛、发热、脉浮等表证时，于本方减去人参之碍表，加桂枝微发其汗，使表邪得解。这个方子叫柴胡加桂枝汤，除治表证，又能治心悸、气上冲等证。

（2）若兼见腹中痛，有拘挛之感，按其腹肌而如条索状，此乃肝脾不和，肌肉与血脉拘挛，应减去黄芩的苦寒，而加芍药以平肝缓急而利血脉。这个方子叫柴胡加芍药汤，又能治疗妇女气血不和的月经不调与痛经等证。

（3）若在外兼有太阳表证不解，而肢体烦痛，在内则少阳气郁而心下支结，则桂枝、芍药同加，使其外和营卫，内调气血，而病可愈。这个方子叫柴胡桂枝汤，为桂枝汤与小柴胡汤的合方。根据个人使用经验，此方治疗慢性肝炎续发的肝脾肿大，如减去人参、大枣，加鳖甲、牡蛎、红花、茜草、土鳖虫，其效果使人满意。此方又治神经官能症的周身气窜作痛，以手拍打，则出气作咯而窜痛暂缓，亦颇有效。

（4）若兼见口渴欲饮，舌红而苔薄黄，反映了胃中有热而津液不滋，虚故引水自救的病象。本方应减半夏、生姜而加栝楼根、麦冬、沙参以清热滋液；若津伤及气，则口渴为甚，应加重人参剂量。此方亦治"糖尿病"，如符合少阳病机，也用之有效。

（5）若兼见小便不利，心下悸动不安，脉弦而舌苔水滑，此乃少阳三焦不利，水邪为患，此方减去黄芩，加茯苓、泽泻，使水邪去而小便利，其病自愈。此方名柴胡茯苓汤。若加白术，亦治小便不利、大便作泻、口渴、心烦等证。由此可见，口渴一证，有津少和津聚之分，应从小便利与不利、舌黄或舌滑加以区别。

（6）若兼胸热心烦，大便不畅，脉数而滑，于本方减人参，加黄连、瓜蒌。此方名柴陷合方，又能治胸疼、心下疼，服药后，大便解下黄涎，为病去之征。

（7）若兼见咳逆，舌苔白而润、脉弦而缓，为寒饮束肺，肺气不温所致。于本方减人参、大枣、生姜，加干姜、五味子。此方名柴胡姜味汤，同柴陷合方相互发明，一治痰热，一治寒饮，两相对照，前后呼应。

（8）若兼见胁下痞硬、肝脾肿大、手可触及，此乃气血瘀滞所致，本方减大枣之壅塞，加鳖甲、牡蛎、丹皮、赤芍，软坚消痞。此方名柴胡鳖甲汤。又治阴虚低烧不退，宜减去人参、生姜、半夏，每能收效。

（9）若兼见大便秘结，胃脘痛，急不可耐，呕不止，口苦甚，郁郁微烦，胁胀满作痛，脉弦有力，舌苔黄腻。此乃胆、胃热实，气机受阻，疏泄不利之证。本方减人参，甘草之补，加大黄、枳实、芍药之泻，以两解少阳、阳明之邪。此方名大柴胡汤，临床用以治疗妇女痛经、急性胆囊炎、急性阑尾炎、各种急腹症等加减化裁，已被中西医所接受加以使用。

（10）若兼见傍晚发潮热，而又两胁不适，口苦心烦，本方剂量减为一半，另加芒硝二三钱，于汤药内化开，煮一二沸下火服之。此方名柴胡加芒硝汤，有和解少阳与调和胃中燥热的作用，然泻下之力不及大柴胡汤之峻。

（11）若兼见大便溏泻，下午腹胀，小便不利，口渴心烦，或胁痛控背，手指发麻，脉弦而缓，舌淡苔白。此乃胆热脾寒、气化不利、津液不滋之证，于本方减人参、大枣、半夏、生姜，加桂枝、干姜、牡蛎、天花粉。此方名柴胡桂枝干姜汤，与大柴胡汤互相发明，一兼治胃实，一兼治脾寒，亦见少阳为病影响脾胃而有寒热虚实的不同。余在临床用此方治疗慢性肝炎而出现腹胀、泄泻，而有太阴病阴寒机转，投之往往有效。若糖尿病而有少阳病机时，此方亦极合拍，临床幸勿忽视。

（12）若兼见大热、大烦、大渴、汗出而大便不秘，舌苔黄，口中干燥的，于本方减半夏、生姜，加生石膏、知母。此方名柴白汤，治"三阳合病"而以烦热口渴为甚的，确有一定的疗效。若柴白汤证，兼见骨节酸疼，虽高热而两足反冷，苔黄而腻，为热中夹湿所致，上方再加苍术方能奏效。

（13）若肝区疼痛，厌油喜素，多呕，体疲少力，小便黄短，舌苔厚腻，肝功能化验转氨酶单项为高，此乃肝胆湿热日久成毒，蕴郁不解所致。于小柴胡汤减人参、甘草、大枣，加茵陈、土茯苓、凤尾草、草河车。此方名柴胡解毒汤，为治疗急慢性肝炎临床常用处方。

（14）若上述肝炎证候，其人面色黧黑，带有油垢，体重逐增，背臂时发酸麻或胀，舌苔厚腻，服药难于退落，脉弦而濡软无力。此乃湿热之邪较前为重，有痹郁之势，于上方"柴胡解毒汤"再加生石膏、滑石、寒水石、竹叶、双花。此方名柴胡三石解毒汤，对治疗肝炎各病有清热解毒、降酶退舌苔的现实意义。

（15）若兼见黄疸，一身面目悉黄，色亮有光，身热心烦，口苦欲呕，恶闻荤腥，体疲不支，胁疼胸满，不进饮食，小便黄涩，大便秘结，口渴腹胀，舌苔黄腻，脉弦滑。此为湿热之邪，蕴郁肝胆，胆液失常，发为黄疸。可于本方减人参、甘草、大枣，加茵陈、大黄、栀子。此方名柴胡茵陈蒿汤，治疗急性黄疸肝炎，往往两三剂便可收功。如黄疸虽退，而小便黄赤未已，或大便灰白未能变黄，便不可停药过早，应以治愈为限，以免反复而不愈。

（16）若兼见胸满而惊、谵语、心烦、小便不利等证。此乃气火交郁，心神被扰，不得潜藏的反映。于本方减去甘草，加桂枝、茯苓、大黄、龙骨、牡蛎、铅丹。此方名柴胡加龙骨牡蛎汤，有开郁泻热、镇惊安神的效果；又治小儿舞蹈症，以及精神分裂症、癫痫，应以病机属于肝胆者有效。惟方中的铅丹有毒，用时剂量宜小不宜大，宜暂而不宜久服，用时以纱布包裹扎紧入煎。附医案以资参考。

例一：尹某，男，34岁。

胸胁发满，夜睡呓语不休，且乱梦纷纭，时发惊怖，精神不安，自汗出，大便不爽。既往有癫痫史，此病得于惊吓之余。视其人神情呆滞、面色发青，舌红而苔白黄相兼，脉来沉弦。辨为肝胆气郁，兼阳明腑热，而心神被扰，不得潜敛之证。治宜疏肝泻胃，镇惊安神。处方：

柴胡12g，黄芩9g，半夏9g，生姜9g，龙骨15g，牡蛎15g，大黄6g（后下），铅丹4.5g（布包），茯神9g，桂枝4.5g，大枣6枚。

服一剂大便畅通，胸胁满与呓语皆除，精神安定，不复梦扰。惟欲吐不吐，胃中似嘈不适。上方加竹茹、陈皮，服之而愈。

例二：李某，女，54岁。

右胁疼痛，掣及胃脘，不可忍耐，惟注射"杜冷丁"方能控制不痛。视其人体肥，面颊绯红，舌质红绛，舌根苔黄腻，脉沉弦滑有力。问其大便已四日未解，口苦时呕，不能饮食。西医有诊为胆囊炎，有诊为胆结石。余认为症见胁痛而大便不通，口苦而呕，舌苔黄腻，脉来弦滑，乃肝胃气火交郁，气血阻塞不通，不通则痛而为甚。治宜两解肝胃，泻热导滞。处方：

柴胡18g，黄芩9g，半夏9g，生姜12g，白芍9g，郁金9g，大黄 9g，枳实 9g，陈皮 12g，生牡蛎 12g。煎汤，分 3 次服。

一服，疼痛减轻得睡；二服，大便解下一次，从此胁痛与呕俱解，转用调理肝胃药而安。

例三：刘某，男，54 岁。

患肝炎而腹胀作泻，不欲饮食，胁痛及背，服药无数，效果不显。某君请余为治，脉弦而缓，舌淡苔白，此乃肝病及脾，脾阳先衰之象。为疏柴胡桂枝干姜汤：

柴胡 12g，黄芩 4.5g，炙甘草 9g，干姜 9g，桂枝 9g，花粉 12g，牡蛎 12g。

凡四服而腹胀与泻俱止，饮食较前为多，精神亦有好转。后以肝脾共调，佐以利湿之品，转氨酶日趋正常而告愈。

例四：徐某，女，29 岁。

病呕吐已 3 年，食后即吐，酸苦带涎，右胁发胀，胃脘作疼，脉沉弦，苔白滑。此证胁胀，呕吐酸苦，脉弦滑，主肝胆气郁，内生痰饮，以使肝胃不和，疏泄不利所致。治宜疏肝胆之郁，利痰热以止呕。处方：

柴胡 12g，黄芩 9g，半夏 9g，陈皮 9g，竹茹 9g，香附 9g，郁金 9g，牡蛎 12g，党参 6g，甘草 3g。

3 剂见效，照方又服 3 剂痊愈。

以上概括介绍了小柴胡汤加减证治，虽列举 17 方，仍为举一反三而设，不能尽其所有。其中参以临床经验，而与《伤寒论》不尽全合。

（转载自《新中医》1979 年第 2 期）

谈谈桂枝新加汤证

薛近芳

●

> **编者按：**
>
> 本方从桂枝汤变化而来，对于年老体弱，病后邪去正伤，气血虚损的营卫失调，有调整机体功能、促进身体康复的作用。用得恰当，在较短期内就能收到效果。
>
> 仲景原书以"发汗后，身疼痛，脉沉迟"为主要脉证。文中认为，本方不只限于汗后变证，杂病中也有应用机会，恒见于产后虚赢、久病体虚或禀赋素虚者。所以不论有无表证，但见身疼痛、脉沉迟无力而属正虚精夺，气血不足者，均可使用之。我赞同作者的认识和经验，但想略作补充：
>
> （1）无身痛见症，并非就不能用本方。
>
> （2）方中人参不宜用党参代；患者体质适合用红参的，用红参效果更好。
>
> （3）使用时要重视原方药物间的比例。

●

桂枝新加汤证，即桂枝加芍药生姜各一两人参三两新加汤所主之证，为太阳病过汗伤正所致的变证。据笔者临床点滴体会，就正于医界贤达。

一、病理分析

《伤寒论》62条:"发汗后,身疼痛,脉沉迟者,桂枝加芍药生姜各一两人参三两新加汤主之。"身疼痛,为临床所常见,然其机理和治法各有不同。太阳表证之身痛,一般经发汗后,邪随汗解,身痛自愈。若发汗后,仍身疼痛,如脉象浮紧或浮缓,乃是发汗未彻,表邪未尽,仍当汗法治疗。今发汗后,身痛不减,却现沉迟之脉,显非风寒表证,而系汗出过多,津液损耗,气阴两伤,营血不足,筋脉失养所致。其脉沉迟者,沉为营气微,迟主阴血少,亦为营血不足,不能充盈脉道之故。成无己说:"表邪盛则身痛,血虚亦身痛。其脉浮紧者,邪盛也;脉沉迟者,血虚也。盛者损之则妄,虚者益之则愈。"可见本证与太阳表证身痛有别。

本证机理,历代医家智仁之见殊多,观点大体有二:一为邪气尽而正已伤,如谢观:"太阳病发汗后,邪已净而营虚,故身疼痛。脉沉迟者病不在表,而血虚无以营脉也。"一为邪未尽而正已伤,如成无己:"汗后,身疼痛,邪未尽;脉沉迟,荣血不足也。"以上二说,以邪尽正伤较为合理。其治疗大法,以益卫养营,扶助正气为要义。

二、临床所见

本证除具"身疼痛,脉沉迟"主要脉证外,尚伴有怠惰倦卧,身体酸束,心悸气短,面黄少华,舌淡,脉弱等症。临床上不只限于汗后变证，杂证中亦每见及，恒见于产后虚羸，久病体虚，或禀赋素虚者。

治疗本证，重在益气养阴，填精补血，调和营卫，俾气津恢复，机体得养则身痛自止。因证属正虚精夺，故不宜复发汗重伤津液，更不要恣用辛燥疏散耗伤营阴。

仲师制桂枝新加汤，取桂枝汤调和营卫，加重芍药以敛阴和营，制姜桂之辛散，勿使走肌腠而发汗，行于经脉而定痛；重用生姜，宣通阳气以行血脉之滞；增入人参，益气生津以滋气血生化之源。桂枝得人参，使大气周流，气血足而百骸理；人参得桂枝，则通行内外，补营阴而益卫阳。古人治血脱，必益其气，汗下后气血虚弱者，非此不能为功。方名新加者，昭示化桂枝汤之辛温解表法为辛温酸甘和营法，方随证变，已非原来之旧法。新方加强了桂枝汤滋阴和阳、调和营卫的功能，临床使用，不论有无表证，但见身疼痛，脉沉迟无力，而属正虚精夺、气血不足者，均可使用之。余常随证加入黄芪、当归、熟地、鹿角胶等味以强滋补，每获捷效，信为扶正达邪之良剂。

案例：

曹某，女，37岁，教师。1975年3月15日初诊。素体羸弱，夙有头疼旧恙，不任风寒。多日来头疼身疼，曾按感冒服解热镇痛药片及辛散发汗之中药不应，多方延医，杂药频投，症情有增无减。面黄少华，言语低微，头痛，背痛，身疼，困乏无力，心悸气短，舌淡，脉沉迟而弱。余曰：此因任教劳心，耗血伤精太过，复由过服辛散，损伤气阴，营卫虚而不和。脑乏濡养则头痛，体失滋育则身痛，脉道虚馁则沉迟而弱。治宜益气养阴，填精补血，调和营卫。

处方：桂枝 10g，白芍 30g，人参 10g（另煎兑服），炙甘草 12g，当归 10g，川芎 6g，鹿角胶 10g（烊化），生姜 5 片，大枣 6 枚（擘）。水煎服，日 1 剂。

服药 5 剂，身痛大减，气力见增。守方又进 5 剂，诸症悉除，自觉轻快有力，旧年头痛竟愈。

（转载自《河北中医》1983 年第 4 期）

己椒苈黄丸的临床运用

唐祖宣主治（河南邓县中医院） **侯新臣、许保华整理**

●

编者按：

  唐祖宣（1943—），学徒出师的名医，靠勤奋自学、虚心拜师、长期实践和做出优异成绩，2014年被评为国医大师。

  痰饮致病，变化多端，临床容易为医家忽视。从本文所举肺心病水肿、风心病咳喘咯血、肺性脑病昏迷这三则病例来看，痰饮为害，着实不轻。同时也说明，己椒苈黄丸用得对证，加减恰当，可在治疗痰饮作祟的大病重症中，应手取效。

  本方为分消水饮，导邪下出之法：防己、椒目，辛宣苦泄，导水从小便而去；葶苈、大黄，攻坚决壅，逐水从大便而出。因此，两便不通，痰饮内结是本方辨证要点。因其药性较为峻猛，故须中病即止，并以温养扶正之药善其后。

●

  己椒苈黄丸出自《金匮要略·痰饮咳嗽病脉证并治》。方中防己行水泻热，椒目燥湿降逆，葶苈子化痰平喘，大黄泻热破积，四味相伍，组成肃肺荡饮，通腑坠痰之剂。现将运用本方的体会，简介如下：

  （1）以本方加减治疗肺心病水肿，肿甚者加茯苓、泽泻、腹皮，喘甚加杏仁，痰涎壅盛加陈皮、半夏，腹满甚者加厚朴，若有四肢厥冷者加附子、干姜。

马某，男，55 岁，1981 年元月诊治。

患肺源性心脏病十余年，长年咳喘，心悸。1980 年入冬后心悸加重，周身浮肿，喘息难卧，因 III 度心衰而住院。

证见：面色青黑，周身浮肿，腹满而喘，心悸，不能平卧，唇口紫绀，痰涎壅盛，四肢厥冷，二便不利，舌质紫，苔薄黄，脉细促，脉率 110 次 / 分，血压 86/50mmHg。

此属久病正虚，腑气不通，大实之中有羸状。治宜肃肺降浊，兼以益气温阳。

方用：防己、炮附片各 15g，椒目、葶苈子、大黄各 5g，干姜、红参各 10g，茯苓 30g。嘱其浓煎频服。

服 3 剂后，便出脓样黏秽粪，小便通利，下肢转温，心悸喘促减轻；服 10 剂后肿消，能下床活动；继服 24 剂，症状基本消失，能作轻体力劳动。追访一年没复发。

（2）以本方加减治疗风湿性心脏病咯血，支气管扩张、咳喘吐血。咯血者重用大黄，兼气虚者加潞参，兼阳虚者加附子、干姜。

吕某，女，70 岁，1975 年 3 月 20 日诊治。

心悸，喘息气急，咳嗽咯血八年余，痰中常带血丝，若劳累复感寒邪后，触发咳喘加重，多咯吐鲜血。症见：面色苍白虚浮，咳喘气急，咯吐鲜血，心悸，口舌干燥，小便短赤，大便秘结，五日未行，舌苔黄腻，脉促无力。

此乃肠道腑气不通，肺失宣降，水留邪郁，久咳伤络则咯血，属寒热错杂之症。治宜清热通腑，回阳固正，兼以止血化痰。

处方：防己 9g，干姜、炙甘草、炮附片各 12g，葶苈子、椒目、大黄各 6g，三七（冲服）3g，茯苓 30g。上药浓煎频服。

第二日咯血减轻，唯痰中仍带血丝，余症均减；上方又服 4 剂，咯血止，咳喘亦减。后以益气养血之品以善其后，咳喘咯血均愈。

（3）以此方治中风痰热闭臀的昏迷，西医所谓肺性脑病患者。

马某，男，44 岁，于 1976 年 6 月 16 日诊治。

有肺心病史 10 余年，近半年来咳逆喘促，时呈昏迷状态，西医诊断为呼吸性酸中毒，静脉注射葡萄糖、碳酸氢钠等，症状缓解片刻，旋即恢复原状。症见：面色青黑，呼吸喘促，喉中痰鸣，呈阵发性神志模糊，心悸，四肢厥冷，二便闭结，舌质紫，苔黄腻，脉细数，动而中止。

此属痰热结聚，正虚阳衰，肺失宣降，清浊易位之证。治当化痰降逆，扶正回阳。

处方：防己、炙甘草各 15g，茯苓 30g，潞参 21g，炮附片、干姜各 12g，葶苈子、椒目各 4.5g，大黄 9g（后下）。

服药后，便黑色脓液样粪小半盂，神志略清，四肢转温；继以上方加减连续服用一周，神志清醒，咳喘减轻，继以纳气温肾之剂调治好转。

体会：己椒苈黄丸为肃肺荡饮、通腑坠痰之峻剂，仲景用以治疗腹满、肠间有水气等症，以苦寒之剂逐饮通腑，能使饮从小便而出，邪从大便而下，能逐上焦之饮，又泻中焦之热，兼利下焦之湿。临床体会：凡痰饮、悬饮、溢饮、支饮等辨其病机属痰湿热郁结者，皆可以本方加减施治。

仲景垂法："病痰饮者，当以温药和之。"盖痰饮为病，多由中焦虚寒，脾不运化，胶固难解所致。然饮邪郁久亦能化热，饮盛邪实，邪无出路，此时必以苦寒之方前后分消，通利二便，后用温药和之，才易于取效。

实践体会：二便不通是其辨证要点，大病后期多有正虚邪实之征，呈虚不受补，实不受攻之体。妄用攻伐，则正气必伤，滥用滋补，则助邪为患。临床中兼阳虚之证者酌加参、附，或合四逆加人参汤，使补而不腻，温而不燥，攻不伤正，利不耗阴，每收卓效。

仲景方中四味药药量相等，我们在实践中体会，饮在上者，以葶苈为君；邪郁于中，以大黄、椒目为君；邪结于下，重用防己通其滞塞。改丸为汤，频频服之，其效更速。临床中有少数患者服药后反胃呕吐者，减防己之量，酌加半夏、黄连，呕吐即止。

（转载自《湖北中医杂志》1984 年第 1 期）

咽喉效方六味汤

张亮亮（福建中医药大学中医学院）

●

编者按：

感受风寒风热，学习、工作压力大，环境不如人意，出现咽喉不适的患者较为多见。推送本文是想帮到这些人群。

喉科六味汤，原名六味汤，出自清代张宗良《喉科指掌》，是一首统治喉科72症的专用方。后世则视它为治疗咽喉病症，具有通治性质的基础方。当然，要想取得好效果，重视文章介绍的原书加减及转方经验，注意鉴别患者体质，采取轻煎慢咽煎服方法，都是必须的。

临证处方最高境界是"一人一方"，但这并不意味可以忽视或排斥中医宝库中的通治方、单验方。"单方一味，气煞名医"，不是虚语。推送本文的另一层含义，即在于此。

●

六味汤，首见于清代喉科专书《喉科指掌》，书中以此方作为统治喉科72症的基本方，为避免与六味地黄汤混淆，故后世用之者常称之为喉科六味汤。现代中医耳鼻喉科鼻祖干祖望先生曾评价这张方："《喉科指掌》……所订六味汤，组织严密，取药规范，疗效稳定，不愧为咽喉科自己的方剂，除还有养阴清肺汤的这两首专科方，找不到像样的咽喉专用方了。"甘肃老中医王德林、四川名医余国俊亦对这张方赞赏有加。笔者在研读《喉科指掌》过程中，深感六味汤组方严谨，原书对此方加减应用进退有序，法度井然。结合前辈经验应用于临床，疗效甚佳，有感而成文。

1. 喉科六味汤原典

喉科六味汤，出自《喉科指掌》，原书载：漱咽喉七十二症总方六味汤，治一切咽喉，不论红白，初起之时，漱一服可愈。荆芥穗（三钱）、薄荷（三钱，要二刀香者妙）、炒僵蚕（二钱）、桔梗（二钱）、粉甘草（二钱）、防风（二钱）。上药俱为末，煎数滚去渣，温好，频频咽下，不可大口一气喝完。如煎不得法、服不得法，则难见效，须依如此为度。倘要紧之时，煎及白滚水泡之亦可。此乃总方，看症之形名，然后加减他味，临证可细查。

《喉科指掌》，清代医家张宗良所撰，刊于乾隆二十二年（1757）。张氏总结清代以前医家治疗喉疾之经验，收集疗喉病之有效方药，并结合自己治喉疾之心得，著成此书。这是现存最早以"喉科"命名的专著，也是第一本喉科专业书。全书共六卷，卷一总论咽喉病的诊治大纲、分经及针穴图等；卷二为选方及制药法；卷三至卷六分为喉科72症图说。这种72症分类法，对清代喉科学有较大影响。其后有一大批著作都是对《喉科指掌》略加增补、删减甚至直接更改书名而成。马继兴先生在《中医文献学》中将这一类书籍称为"《喉科指掌》系统"，这一系统下的喉科著作包括《喉科构指》《咽喉秘集》《喉科秘旨》《治喉指掌》《喉科秘钥》等。与现代分类方法相比，这种分类尚显粗疏，实际上包含了咽喉及口腔科的相关疾病，但这却是中医喉科著作中首次将咽喉疾病分门别类进行论述，并配以图谱，以求明晰，每一症下，均列汤药及吹药治法。

《喉科指掌》在疾病的分类上，不厌其烦，将相关疾病分为72症，体现了当时医家试图从病名上对相关疾病进行精细划分的努力。但是在治疗上，却又能化繁为简，抱一守中，以喉科六味汤加减为统治喉科72症的基本方。

六味汤由荆芥穗、薄荷、炒僵蚕、桔梗、粉甘草、防风六味药组成。从方药配伍来看，甘草、桔梗利咽解毒，缓急止痛；荆、防之辛温配以薄荷之辛凉，且荆芥兼入血分，防风为风中润剂；僵蚕祛风痰而散结毒。全方中正平和，无寒凉之弊，无温燥之虞，故喉症初起，不论红白，均可治之。

方中甘草、桔梗、僵蚕、荆芥、薄荷五味药在古代文献中均有单味或小方配伍治疗咽喉疾病的记载。《伤寒杂病论》第311条："少阴病二三日，咽痛者，可与甘草汤；不差，与桔梗汤。"如今，甘桔汤已成为临床治疗咽喉疼痛的基本方。

《日华子本草》云僵蚕"祛风痰、散风毒，解疮肿之药"，《百一选方》治"喉痹肿涩水谷不通，用白僵蚕五钱，胆星一钱五分，共研极细末，每服三钱，姜汁和白汤少许，调灌"，《医学纲目》"治中风急喉痹欲死者，白僵蚕捣筛为末，生姜自然汁调下，喉立愈"。清代疫症名方升降散，治疗温病"如咽喉肿痛，痰涎壅盛，滴水不能下咽者"，方中亦用白僵蚕二钱。白僵蚕利咽解毒之功由此可见一斑。

荆芥为轻扬之剂，散风清血之药，据郑日新氏考证，以荆芥疗咽痛，盖始于南宋医家陈无言，其《三因极一病证方论》有"荆芥汤"一方，"治风热肺壅，咽喉肿痛，语声不出，喉中如有物梗，咽之则痛甚。荆芥穗半两，桔梗二两，甘草（炙）一两，上为粗末，每服四钱，水一盏，姜三片，煎六分去渣，食后温服"，开咽痛初用荆芥之先河。其后金元四大家之一朱丹溪治疗咽喉痛喜用荆芥，尝谓："喉痛，必用荆芥；阴虚火炎上，必用玄参。"《本草汇言》引陈孟明方，"治喉闭肿胀，水饮不下。用荆芥八两，水五六碗，徐徐饮之立消"。

薄荷散上焦风热，入头面眼耳、咽喉口齿诸经，《本草纲目》附方利咽膈，清风热，以"薄荷末，炼蜜丸芡子大，每噙一丸。白沙糖和之亦可"。

以上5味治疗喉症的特效药，取效机理涉及了风、热、痰诸方面，本方合而用之，恰恰切中了咽喉疾病多风热痰为患的病机特点，使此方成为治疗咽喉疾病的专方。

本方为煮散剂，诸药为末，轻煎即可，盖与银翘散"肺药取清，过煎则味厚而入中焦矣"意同。然古人云："走马看咽喉。"咽喉科时有急症，故必要时白水泡服，服用时连连漱下，是取其局部治疗作用。

2. 喉科72症与喉科六味汤加减法

《喉科指掌》所列喉科72症包括咽喉门11症、乳蛾门7症、喉痹门7症、喉风门12症、喉痈门11症、大舌门13症（若左雀舌、右雀舌合并计为1症，则应为12症，如此计数方能应72症之数）、小舌门5症、杂喉门7症。干祖望先生认为，是书虽名为《喉科指掌》，从严格意义上来说，并没有真正的喉科病，也就是说这72症虽名喉科72症，但由于古代解剖学认识上的局限，实际上以咽部疾病为主，还包括了少部分口腔科疾病。而"漱咽喉七十二症总方"实际上也是一种大而化之的说法。原书72症，处方用药均在严格辨证论治的思路下进行，并非机械地守方以待病。热毒炽盛之症，则用黄连解毒汤直折火势；阴虚火旺之证，则用六味地黄丸培补肾阴。现统计实际用六味汤加减治疗的共计59症。分析这59症的用药思路，发现作者对六味汤的加减运用有以下特点。

（1）查咽诊脉，先定寒热虚实

现今临床和百姓的认知中往往存在着一种误区，认为咽喉痛是咽喉发炎，是"上火"的表现，患者可能自服凉茶或清热药治疗。而实际上"炎症"与"上火"能够进行对应，其前提条件是机体免疫反应的正常应答，在机体免疫并非正常应答的情况下，就会出现中医学所谓的"虚火""郁火""寒包火"等情况。这些都不是单纯用清热药能解决的，需要治病求本，因势利导。因此咽喉疾病首先需要判定寒热阴阳，《喉科指掌》主要通过咽喉的望诊和脉诊来实现这一目的。

《咽喉大纲论》中曰："漫肿而痰多者，风也；淡白而牙紧者，风寒也；紫色不肿而烂者，伏寒也；红肿而脉浮者，风火也；脉沉实、烂而不肿者，毒也；脉细数而浮者，虚火也，细迟者，虚寒也。""大凡初起之症，诊右寸浮洪者，心火也；两关浮数者，胃火肝风也；左寸浮洪者，心火也；右寸沉迟者，伏寒也，沉数者，伏热也。右尺洪大者，三焦火旺也；左尺洪而有力者，肾虚火也，此数部脉者，乃大略也。可总用六味汤加减治之。"同时还需兼顾患者的体质，"凡治毒症之法，须看气血壮盛者，多服凉药不妨；如气血衰弱者，凉药不可多用"。

咽喉效方六味汤

（2）了解疾病发展，适时转方

"方证相应，效如桴鼓"是临床家的最高追求，但疾病与人体之间的交互作用往往是复杂的，并不能简单地以一张处方解决所有的矛盾，需要根据疾病发展规律，确定病程，适时转方，《喉科指掌》对相关疾病的治疗，正体现了方因症转的灵活性。

从临床用药来看，辨为寒证，虽喉间肿塞，但局部望诊色白，无音哑者，属寒邪郁闭较轻，多以六味汤加苏叶、细辛、羌活、桂枝等，往往病程较短，可应手而愈。如白色乳蛾，"肿塞满口，身发寒热，六脉浮弦，乃肺受风寒也。治用六味汤加苏叶二钱，细辛三分，羌活二钱，一服可愈"。肺寒喉风，"因肺受重寒，生关内下部两边，如扁豆壳样，平而不肿，大痛难食，不穿不烂，背寒怕冷，右手寸关脉弦紧。治用六味汤加羌活、苏叶各二钱，当归、柴胡、牛蒡子、桂枝各一钱，细辛五分，二服即愈"。作者亦谆谆教诲，此类不可误用寒凉，否则变证丛生。如伏寒喉痹，"惟肺经脉缓，或肿或不肿，色紫用六味汤加苏叶二钱，细辛五分，柴胡、海浮石各一钱，不可作火治，若服凉剂，久之必烂"。若已误用凉剂，"用六味汤加细辛五分，麻黄、桂枝、苏叶、瓜蒌、诃子、牛蒡子各一钱，甚有吐出紫血块者，亦如此治法"。

若辨为寒证，喉间肿或不肿，但音哑干痛，或为肺家伏寒较深，或为寒包火，往往病程较长，需先表而后里，分阶段治疗。往往先以六味汤加麻黄、细辛、苏叶、羌活等辛温发散之药，数服以后，视病情变化，再加黄芩、大黄、玄参等清热利咽之品，清内郁之热。如白色喉痹"因肺胃受寒，脉迟身热。用六味汤加细辛三分，羌活二钱，苏叶、陈皮各二钱，二服可愈。若变红色，干痛，换加山栀、木通、酒炒黄芩、生地、黄柏各一钱，痰多加海浮石、半夏、花粉各一钱"。再如声哑喉"不肿不红，又无烂点，惟觉干痛，难于饮食，乃肺家伏寒也。初起不可用凉药，凡遇此症，非三四月不能全愈。治用六味汤加苏叶、麻黄各二钱，细辛五分，二服后，麻黄、苏叶各减半，再二服，换加花粉、黄芩、羌活、姜炒半夏各一钱，皂角核十粒，诃子二钱（童便炒），四五服可愈"。

辨为热证，单纯风热上壅者，以六味汤加连翘、黄柏、山栀、木通等治疗。如风热喉，"感风热而起，满喉发细红点，根带淡白，舌下两边三两块，六脉洪紧。治用六味汤加盐炒元参二钱，酒炒黄芩三钱，山栀一钱，花粉一钱，煎服，外吹药，兼服八仙散"。但若热盛伤阴或上盛下虚者，往往分两个阶段治疗：先以六味汤加清热药一二剂直折火势治标，再加用凉血滋阴之品治本。如内外肿喉"生于关下，阴阳相结，内外皆肿，或有烂斑，乃火郁之证。急针少商、商阳两手四穴，治用六味汤加酒炒黄芩三钱，熟军五钱，海浮石二钱，服一剂。换加丹皮一钱五分，生地二钱，酒炒黄芩二钱，生石膏三钱，炒栀一钱，木通一钱。如背寒加羌活，胃热加葛根"。辛苦喉风，"因日夜劳苦而发，不肿，微红而痛，小舌左右长出血，上部之脉洪紧。用六味汤加盐炒元参、酒炒黄芩各一钱，山栀二钱，木通一钱，连翘二钱，火重者加生地二钱，盐炒知母二钱，丹皮、泽泻、花粉各一钱，三服可愈"。喉痈等化脓性疾病，则在寒热虚实辨证的基础上加归尾、角刺、穿山甲等活血排脓消痈。

这种在了解疾病发展规律的基础上，分阶段治疗的方法，对笔者颇有启发。作为一个中医，初上临床的时候，往往将一击而中、覆杯而止作为最高的追求，但临床矛盾是多方面的，能够一击而中，

咽喉效方六味汤

固然高明，但能够站在一定高度上纵览疾病发展趋势，分清主次要矛盾，分步而治，进退有序，何尝不是另外一种值得追求的境界。

3. 临床应用喉科六味汤的体会

系统学习本方之后，验之于临床，如感冒咳嗽、慢性咽炎、扁桃体肿大、音哑、失音等症，确有良效。除原书所体现的分寒热、定病程、知转方，还有以下两个方面需要注意：

首先，运用喉科六味汤加细辛、苏叶等治疗伴有咽喉干燥的咳嗽音哑，需与肺胃阴虚证进行鉴别。初用此方治疗这类病症时，得失参半。经过一段时间的观察摸索，方认识到六味汤加味所针对的咽喉干燥，其机理为寒邪闭肺，《灵枢·忧恚无言》云："人卒然无音者，寒气客于厌，则厌不能发，发不能下至，其开阖不至，故无音。"患者在这种情况下多半有恶寒身痛，亦即有一分恶寒就有一分表证。纵有咽喉干燥不适引起咳嗽，但咳嗽并不严重，或咳嗽虽频繁但无阵发性，无明显时间规律。可视恶寒轻重进行加减。若恶寒轻，则酌加麻黄、苏叶；若恶寒重，四肢酸重，则不必以咽干为虑，可直接合用麻黄附子细辛汤，往往可一汗而解。从病人的体型特征来看，体质壮实、皮肤粗糙、黑胖之人容易出现这种情况。

而肺胃阴虚引起的咽喉干燥，为咽喉失濡造成，往往以咽干、咽痛、音哑伴有特征性的咳嗽为特点，这种咳嗽多呈阵发性呛咳，从第一声咳嗽开始，即连续不断紧凑急促的咳嗽，如连珠般发作，往往咳至满面通红，有昼轻夜重的时间规律，这种咳嗽干祖望先生将其定义为喉源性咳嗽，推荐用百合固金汤或《重楼玉钥》养阴清肺汤治疗。笔者认为这种咳嗽也可理解为《金匮》麦门汤证之"大逆上气，咽喉不利"，用麦门冬汤治疗，麦冬用 30 ～ 50g，也可随手取效。从病人的体型特征上来看，出现这种咳嗽的患者往往体型瘦长，皮肤偏白，且不伴有外感寒热的表现。

其次，喉科六味汤原方为煮散剂，轻煎漱下，久煎则药性挥发。王德林、余国俊先生用此方时，均注重以轻煎为法，故处方之时当嘱患者冷水浸泡 1 ～ 2 小时，大火煮开，转小火再煮 10 分钟即可，徐徐咽下。由于患者中有一部分为在校学生，煮药不便，嘱其用大茶缸，滚水冲泡，焖 15 分钟左右后服用，随访亦可获效。

（转载自《辽宁中医杂志》2014 年第 41 卷第 5 期）

方剂对改善体质的意义

姜静娴（山东中医药大学）

●

编者按：

　　本文以临床实践为基础，从减少或预防异常体质的发生、预防或减轻某些体质的发病和防止或减轻病情恶化这三方面，探讨了中医方剂对改善体质的意义。

　　重视改善病人体质与机能状态，是中医的特长，也是它面对疾病所走的与西医治疗不同的路径。探讨这一问题，对于防治疾病，增强体质，具有不可低估的价值。

●

　　《中医体质学说》指出：患者的体质类型是辨证施治、立法处方的重要依据。这对于临床医疗颇有指导意义。然而，某些患者的体质，也可以通过方剂的调理得以改善，使之向着健康长寿的方面转化。这也是方剂治病的原理之一。探讨这一问题，对于增强人类体质具有不可低估的价值。本文以临床实践为基础，拟从以下三个方面论述之。

一、减少或预防异常体质的发生

某些异常体质来自于母体，生而有之。如 ABO 型及 Rh 型新生儿溶血病，以往多根据患儿的发病情况采取相应治疗措施，如换血等，死亡率较高，也易发生核黄后遗症。现有人运用方剂预防此病有所突破。姜梅报道，曾用活血化瘀丸预防 11 例、12 胎 ABO 型新生儿溶血史孕妇，于妊娠 4 个月开始服用，直到分娩，结果 10 胎正常，2 胎发生轻度溶血，无 1 例换血，亦无核黄后遗症及死亡，胎儿存活率达 100%。而未服中药的 18 例足月分娩中，13 胎溶血，其中死亡 8 例，核黄后遗症 1 例，换血 4 例。两组比较，差异甚大。陈惠英又将黄疸茵陈冲剂用于 ABO 型及 Rh 型新生儿溶血史孕妇，于妊娠期间服药，先后预防 25 例、28 胎，婴儿全部存活，仅 1 例出现生理性黄疸，6 例发生不同程度的高胆红素血症，但黄疸高峰出现较迟，经内服本方及蓝光照射后亦愈，只有 1 例因怀孕时抗体效价过高，而服药无效。其中还有 1 例孕妇为红细胞 6- 磷酸葡萄糖脱氢酶缺乏杂合子女性，其婴儿仅出现生理性黄疸。由此可见，该方通过母体不仅能预防 Rh 及 ABO 型新生儿溶血病，而且对于原因未明及 6- 磷酸葡萄糖脱氢酶缺乏引起的高胆红素血症也有一定预防作用，从而减少了这种异常体质类型的发生，充分体现了中医方剂治病的优势。

方剂对改善体质的意义

二、预防或减轻某些体质的发病

实践证明，多种因素形成人类的各种体质类型，而不同的体质类型往往决定其对某种致病因素的易感性及其产生病变的倾向性。医者可借助方剂的作用，来预防某些体质的发病或减轻其发病程度。例如：早产儿或低体重儿，由于先天禀赋不足，所以体质甚为虚弱，易患多种病证，甚至死亡。马权利报道，曾对 54 例上述婴儿服用真武汤，并注意护理和热量补充，药后体温、呼吸、心率平稳，精神、食欲良好，肌张力增强，关节活动增多，哭声响亮，无 1 例患病，明显降低病死率。而对照组 15 例中，硬肿症 3 例，感染 2 例，黄疸 4 例，患病率明显高于治疗组。认为通过真武汤的温肾健脾，可以逐渐恢复早产儿、低体重儿低下的生理机能，从而改善了他们的体质，预防可能发生的某些病症。六味地黄丸原为治疗小儿五迟而设，多用于囟开不合，目中白睛多，面色㿠白等症。可见此方有促进先天不足小儿的正常生长发育作用。

玉屏风散是治疗虚人易感冒的常用方剂，临床多用之预防或减轻气虚体质的发病。方鹤松等将该方加味，制成小儿脆口酥糖先后观察了常患感冒、支气管炎的体弱儿，服药一段时间后，发病次数减轻，病程缩短，确有较好的预防效果。并发现服药一月后即开始生效，五个月可达高峰，认为若能坚持较长时间的服药，效果则更好。某单位将玉屏风散加工轧成"防感健身片"，用于气虚易汗、易感冒及慢性气管炎患者，年龄多在 50 岁以上（约 70%），结果发现该方不但可治疗气虚自汗，而且还能预防感冒，减轻气管炎的发作，较对照组有明显差异。蒲辅周、岳美中亦常用本方预防虚人感冒，每每获效。上述例证，尽管有老幼之别，但效果一致。又固本丸、痰饮丸防治老年慢性支气管炎效果颇佳，多于缓解期服用，主要是通过增强年老体衰患者的抗病能力，从而达到防治此病的目的。

另外某些特殊体质，如肥胖或消瘦，古人认为前者多湿，后者多火，易发生某些病症，选用适宜的方剂调服，既可健美，又能防病。日本有人曾用黄芪汤和防风通圣散治疗 68 例肥胖症，30% 体重减轻，其中 20～30 岁女性效尤明显。再以防风通圣散合用排卵诱发剂用于 10 例肥胖伴发无排卵者，结果 3 例排卵，1 例妊娠。《证治要诀》有"荷叶服之，令人瘦劣"的记载。邹云翔对肥胖体质就善用升清醒脾的荷叶，他治肥胖丰腴、血脂过高、体重 170～180 斤者，用荷叶 10g，冬天用干品数十剂后，体重可减轻 10 多斤，血脂也能逐渐恢复正常。在夏令可用鲜荷叶煮粥食之，或用鲜荷叶代茶，皆有效减肥，也就纠正了这种体质因肥胖、血脂过高所致的发病倾向。岳美中曾治 1 例 12 岁弱女，因其母体弱多病，加之晚生，所以先天不足。与同龄人相比身矮肌瘦，并伴有面色㿠白，气短乏力，懒于玩耍，目力非常衰弱，读书写字不能超过 10 分钟，饮食极少，因之休学。认为脾胃不足，并无其他疾患，系先天累及后天，体质极差。用资生丸培养后天，以增强患者体质。经服药 20 日后，食量大增，一月后，面色红润，精神焕发，喜玩乐动，目力亦见强，能看书写字持续半小时以上。令她坚持服药，利于健康成长。经岳老调理，防止了该女因体弱可能发生的疾患。张海峰亦用资生丸治疗 1 例"食不为肌肉者"，连服二个月，体重增加 5 斤，无疑改善了其消瘦体质。

上述数例，反映了方剂在预防某些体质发病方面的功能。

三、防止或减轻病情恶化

机体在患病过程中，患者的体质状态常因各种因素不断发生变化，有的机能衰弱，抵抗力低下，病情加重，甚至死亡；有的可逐渐康复。方剂的作用在于防止或减轻患者体质日趋恶化，力争使其向着健康的方面转化。由于新生儿生理特点决定其体质状况，易患黄疸、硬肿、感染等疾患，及时运用方剂治疗可使之恢复正常。

陈惠英报道用黄疸茵陈冲剂治疗新生儿高胆红素血症40例，除3例（Rh2例，不明原因1例）换血外，均在服本方后3～4天内康复。王文清以参附汤加菖蒲，配合棉花包裹法用于新生儿硬皮病，收效较好，改善了患儿的阳虚体质。有人认为食管上皮细胞重度增生症是食管癌的前期，几个单位曾用六味地黄丸治疗此症168例，发现该方能促进食管上皮细胞重度增生好转，对于阻止癌变，防止食管癌的发生，降低发病率有一定疗效，与对照组比较有显著差异。实验亦证明，本方的效能在于调动机体的抗癌能力，达到扶正祛邪的目的。即通过服用六味地黄丸，增强了患者的体质，从而防止其向不利于机体的方面转化。

再如，某些危重症患者，机体处于极度虚弱状态，若不及时抢救，进而衰竭乃至死亡。有些方剂救急扶危，可阻止或减轻患者体质的恶化。参附汤就有此功。某军区将参附制剂试用于各种类型休克50例，除2例因严重颅内损伤救治无效外，其他均治愈。另外尚有类似报道。提示通过该方的治疗，缓解了机体的衰竭状态。

本文从以上三点，对方剂改善人类体质方面的意义进行初步探讨，提示今后应深入研究，以利于优生、优育，提高我国人体素质。

（转载自《山东中医学院学报》1989年第3期）

辨方证的临床体会

杨大华（江苏省连云港市东海县石榴镇卫生院）

•

编者按：

杨大华，中医年轻学者，主要从事中医方证临床研究工作。

"辨方证"和一般流行的"辨证论治"不同，是强调尽可能客观地去辨识"方证"（寻找用方依据），而不是依靠主观思维去推断"证型"。

如何辨方证，作者体会有 3 个步骤：

（1）抓准主症，同时重视脉象、舌象及腹诊等客观体征。

（2）在"拟诊断"的方证基础上，进行类似方证的鉴别诊断。

（3）如患者的症状、体征所对应方证不止一个，则可以多方证并存，并根据所对应方证的主次、轻重、缓急不同，决定治疗策略。

•

辨方证是中医临床最重要的诊疗手段，现结合本人的临床体会将辨方证的方法分析如下。

1. 抓准主症，重视客观体征

辨方证首先应在众多的症状中找出有决定意义的主症。确立主症，主要参考以下几个方面。

第一，主症通常是表现突出而又相对固定的症状。如：62岁老年男性患者，发热半个月余。无恶寒，无头痛，无鼻塞，时常咳嗽，不喘，痰多色黄，自觉面部常有烘热感。此感每日自上午10时许开始出现，服退热药后渐退；发热时面部红，伴有口黏；双肺呼吸音粗，左下肺可闻及散在的湿啰音；肚脐旁深按压有腹动。此疾主症应为定时发热，而非咳嗽，亦非痰多色黄及肺部湿啰音。

第二，有些症状应作为综合性的主症。如42岁妇人，主诉烦躁易怒、面部烘热感、头昏、肩凝、失眠、便秘、夜间盗汗、月经不调、血压升高等，这些属于更年期综合征。应该从宏观的层面来把握，而不能以某一具体的局部症状来确立主症。

第三，注重特异性表现的症状。诸如"目赤如鸠眼""叉手自冒心""起则头眩""身体魁羸，脚肿如脱""日晡所潮热"等，此类特异性症状常为某些方证所独有的表现，其临证意义远高于普通症状。

主症应从患者的主观讲述中寻找，主要依靠问诊。此外，我们还应重视患者的客观体征。应从患者本身寻找用方依据，即要求医生要亲自动手去做细致的体格检查。舌象、脉象及腹诊所见均属于客观体征。如当医生无法决定该用六君子汤或茯苓饮时，可依靠触诊患者的上腹部而定。若腹肌无力，虚至轻易触到底部，此时应该选用六君子汤；而上腹部膨满且有一些抵抗力，则应选用茯苓饮。又如，烦躁失眠的患者，如脉象沉迟乏力，可考虑茯苓四逆汤；若脉象细数，可考虑酸枣仁汤；如脉象充实有力，可考虑泻心汤。患者的陈诉可能虚假乃至夸大，但其客观的体征却有助于避免误诊。

｜辨方证的临床体会

2. 鉴别诊断

抓主症得出的方证只能称之为"准诊断"或"拟诊断"，还不能作为最后的诊断。需经过一番鉴别诊断，进一步排除其他类似方证。换言之，方证的鉴别诊断是辨方证的另一半工作。经过这一关而推翻"准诊断"的情况也不少见。初诊服药后发现疗效不好，从而转换思路重新辨方证也可作为广义上的鉴别诊断，其过程应注意以下几点。

第一，"药""症"互测。将拟诊的处方里所用的药与患者的主症相互比照，分析两者是否可对应。如患者咳嗽，拟诊为小陷胸汤证，小陷胸汤含有栝楼实，则观察患者所咯的痰是否黏稠难出。如拟诊为小青龙汤证，则方中有干姜、细辛，则需明确其痰是否清稀易咯；方中有麻黄，患者是否还伴有喘鸣。如拟诊为肾气丸证，则方中有地黄，则需明确患者是否手心烦热。如二者基本上能呈现对应关系，则正确的概率就大；相反，对应关系较弱，则应重新选方。

第二，结合疾病谱。如患者上腹部及两胁胀满感，饮食减少，晨起口苦，心烦恶心，肠鸣不明显，舌苔白腻，当辨为半夏泻心汤证。但患者又有两胁胀满感，尚需排除小柴胡汤证。患者同时出示胃镜检查报告单，提示胃及十二指肠黏膜糜烂，呈炎性改变。半夏泻心汤证在胃肠疾病中应用的概率比较高，而小柴胡汤证在感染性发热疾病中出现的比例大，因此可以排除小柴胡汤证而确立半夏泻心汤证。疾病谱对辨方证无疑具有一定的指引性和导向性。

第三，参考年龄和特殊生理时期。如妇人口干，手足心烦热，夜间喜将足部贴近墙壁。如为 35 ～ 45 岁妇人，则多考虑加味逍遥散证；如为 60 岁以上的老年妇女，则多考虑肾气丸证；如为产褥期妇人，则考虑三物黄芩汤证。不同年龄所患的疾病也各有不同，既然方证分布有对应其疾病谱，也应有其适用的年龄谱。很难想象肾气丸证会出现于健壮的青年男性，相反，在 60 岁以上的老年人群中比例却相当高。月经期、妊娠期及产后期，这些不同的生理时期亦有不同的方证倾向，因此，也可作为颇有价值的鉴别参考。

3. 多方证诊断

临床中一例患者出现的症状、体征往往不止对应一个方证。如：男性患者，57 岁，身材瘦长，面色黄暗。主诉上腹部胀满，大便每日 2 ～ 3 次，不成形，有时伴有黏液，无脓血；腹部受凉后则腹胀与腹泻均加重，且伴有腹部隐痛；小便次数亦多，白天 5 ～ 7 次，夜间 3 ～ 5 次，每次尿量亦多；脉象浮弱，重取则无，心率 73 次 / 分，两手寒冷；腹部下陷，按之软而无力；脐周有压痛，无反跳痛；脐下可以触及铅笔芯样索状物"正中芯"，至耻骨联合端逐渐变细而不易触及；腹部白线部位宽而无力；影像学检查有胃下垂。本例患者应有两个方证，即人参汤证与肾气丸证。人参汤证体现在腹胀、腹泻，受凉则加重且伴有腹痛方面；肾气丸证则体现在尿频量多及特征性的腹证，即脐下"正中芯"。

多个方证并存于一身的情况临床并不少见，尤其是老年人与久病体弱之人。有些方证不明显，尚不至于发展到成为患者主诉的程度。这种情况则不需要合方治疗，应专注于病情明显的方证，并提示患者需作进一步的治疗。认识到这一方面的意义在于走出了"一

辨方证的临床体会

元化"的思维定势。笔者以前总试图将患者的各种症状归纳为一个方证,以至于面对复杂的情况时常常莫衷一是。因此,当临床发现不能用一个方证来涵盖患者所有症状时,一定要想到还有并存的第二方证乃至第三方证,虽然诊断出来不等于一定要去治疗。

(转载自《上海中医药杂志》2013年第47卷第5期)

医

史

以史为鉴，可知兴替

潘华信

●

编者按：

　　潘华信（1938-），知名中医学者、书法家。治学、撰文、看病、写字，功底扎实，有自己独特的见解和风格。

　　推送此篇好文的意义，在于原创。将中医古代学术史，概括为奠基、繁衍、鼎盛、嬗变、门户、折衷六期，并与相应的历史时期挂钩，简要、贴切。围绕六期的陈述也可圈可点。一篇4000字的文章，就能勾勒出数千年中医学术史的发展轨迹和特征，不容易，这也是把它推荐给大家的理由。

●

　　客观地研究医史沿革，评估历史之功过得失，不仅出诸了解过去之需要，更重要的在于启迪未来，为振兴中医学提供借鉴。笔者不揣谫陋，就数千年中医学术史之轨迹，将医史大致分为六个时期，并陈管见如下。

一、奠基期——秦汉

　　中医学的理论基础是在古代哲学思想的渗透下形成的，故具有东方独特的思维模式结构，这种思维模式与临床实践经验的有机结合，乃中医学之基础。

作为探索宇宙起源、物类衍化的阴阳、五行、精气神学说，早已盛行于先秦，浸淫及于医学，遂为中医学之理论支柱。完成于战国至汉被称作"医家之宗"的《黄帝内经》的问世，标志着中医学基础理论框架的确立。然而医学毕竟属于自然科学的范畴，以实际疗效为衡量依据。东汉末年张仲景《伤寒杂病论》的诞生，奠定了辨证论治的中医学体系，也体现了这一客观规律。此外，本草学的典范《神农本草经》、方剂学的先驱《五十二病方》，事实上都是秦汉以前无数医家的治病经验结晶，一起注入了中医理论的基础。

二、繁衍期——魏晋南北朝隋

魏晋南北朝至隋的400年间，医学空前繁荣和发展，它依托于奠基期的辉煌成就，立足于医疗实践经验的积累与总结，使原先的医学框架得到了充实和扩展，把中医学发展成为一门博大精深的实用之学。

理论方面，如皇甫谧融贯《内经》《明堂孔穴针灸治要》诸书精义，撰成现存最早的针灸学专著《针灸甲乙经》；王叔和汲取《内经》、扁鹊、仲景、华佗各家精华，结合自己心得，撰成现存最早的脉学专著《脉经》；巢元方主持编撰《诸病源候论》，发皇古义，条理新知，成为医学史上第一部病理、证候学专著。他如全元起之《内经训解》、杨上善之《黄帝内经太素》虽皆次注《内经》，而理论发挥实多。此类著作，继《内经》《伤寒论》之后，促进了中医学理论的发展，对后世医学产生了巨大影响。

实践方面则表现为医方的大量涌现，如葛洪《玉函方》、范汪《东阳方》、陈延之《小品方》、褚澄《杂药方》、姚僧垣《集验方》、谢士泰《删繁方》，以及《四海类聚方》等，今书亡而名存者，数犹可以百计，类皆临床卓有成效之记录，且大多驰骋仲景藩篱之外，故弥足珍贵。宋·孙兆在校正《外台秘要序》中称："古之如张仲景、《集验》《小品方》，最为名家。"可见宋以前之医学，非独尊仲景而罢黜诸家。

此外，值得一提的是隋代的《四海类聚方》，仅卷帙就有2600之多，规模之宏大，堪称历古医方之最，惜乎亡佚不传，然不能因此而忽略其业绩也。

三、鼎盛期——唐宋

经隋入唐，医学由繁衍而臻鼎盛，这是全面总结唐以前医学而加以发展的必然结果。中医学百科框架的完整确立及治病方法的精粹备集，乃其主要表现。

张仲景《伤寒杂病论》建立了辨证论治的体系，但限于历史条件，远未能完成确立医学百科框架的使命。由晋入唐，医家的实践经验大量积累，于是孙思邈"集九代之精华"而"成千秋之巨制"——《备急千金要方》。莫文泉认为徒恃《伤寒论》一书，"不足与治杂病，则《千金》尚焉。孙氏亦推本仲景，而其论证之精详，用药之变化，杂病之明备，数倍于仲景书……自墨守者以为《金匮》为治一切杂病之宗，而《千金》遂斥为僻书，无感乎学术隘而治法

—
191

阙矣"(《研经言》）。这是一个客观公允的评价，值得深思和研索。稍后则有博采众美，集唐以前方药大成的《外台秘要》问世，在《备急千金要方》的基础上更迈进了一大步。

从《千金》《外台》所反映出的医学百科框架来看，治病崇实、不务玄理已成为整个时代的基本学术特点。须要说明的是，治病崇实不等于"轻理论"，只有崇实才能产生真正的理论，而真正的理论必是实践的升华。后世所用的各种治法，肇端于此时者实非少数。就外感温热证治而言，或称刘完素为开山，至叶桂、薛雪、吴瑭、王士雄为鼎盛，其实他们擅长使用之清热、养阴、辛凉解表、攻下、凉血、化痰、镇痉、息风、开窍诸大法，唐时均已完备，方法之众多、应用之灵活，较之清代有过之而无不及，其中唯化湿一法，较为欠缺而已。又如中风论治，孙思邈已主张用竹沥汤、荆沥汤等清热涤痰为先，俟痰豁神苏之后，再予羚羊、石膏、黄芩等息风清热之品，实为后世主心火、痰热、肝风论治之嚆矢。又如血证强调消瘀止血，用生大黄、生地汁等，无不疗效确切，历验不爽。诸如此类，不胜枚举。

总之，当时已蓄聚了中医学治病的精华，具体则反映在《千金》《外台》两书之中，后世好学深思之士每藉以为奇法之渊薮，盖高过金元后诸子许多耳。

宋代医学大抵因循旧制，属唐之延伸。校正医书局精心整理《素问》《伤寒论》《金匮要略》《针灸甲乙经》《脉经》《诸病源候论》《千金》《外台》等宋以前之重要医学文献，使之绵延勿替，乃"唐人之守先传后"(《研经言》）治学风气的继续。本草亦然。北宋朝廷官修《开宝详定本草》《开宝重定本草》《嘉祐补注神农本草》《图经本草》等，体例本诸《新修本草》，唯随时代进步，稍增数味新药而已，与金元后新撰本草主归经诸说者，大相径庭。综合性医著中之《太平圣惠方》与《圣济总录》乃继《千金》《外台》后之大型医学百科全书。后世或诟病宋人专嗜香燥、金石，其实乃攻其一点，不及其余，置宋人好用清热、养阴药于不顾，如治温之刻刻注意护养阴津，广泛选用生地汁、麦冬汁、葛根汁、生藕汁、百合汁、知母、花粉、石斛、玉竹之类，堪称独胜擅场，远非金元诸子所能望其项背。其书俱在，足可征信。

唐宋大型医书贵在全备，不免卷帙浩繁，检阅困难，故删繁就简成了宋代医学改革趋势之一。《太医局方》《和剂局方》是官方在这方面的尝试，而《三因方》《本事方》《济生方》《易简方》等则为私家的实践产物。其中尤以王硕的《易简方》最有代表性。此书把医方压缩到30种常见急重症的主治方药，在当时盛行天下，俨然取代诸家而为医方之宗，故有"自《易简方》行，而四大方废……至《局方》亦废……故《易简方》者，近世名医之藏也"(《须溪记钞济庵记》)之说。尽管《局方》《易简方》等不能代表宋代医学的成就，然而盛极一时，影响亦不能说不大。其冲击力量，使唐宋崇尚大型方书之风终于走向式微。

四、嬗变期——金元

金元是一个医学更新、嬗变的重要历史时期。其主要成就是深化了医学理论的专题研究，并把这些专题研究与时代医疗实践密切地结合起来，刘完素、张子和、李杲、朱震亨四家的学说乃主要代表。他们各树一帜，自成体系，闪耀着革故鼎新的时代气息，与唐宋强调兼收并蓄的传统医学模式出现了显著差别，故有人称此为"新学肇兴"时期。代表着当时医学主流的刘、张、李、朱四家，理论上从前人的五脏寒热虚实研讨，归结到心火、邪结、阴火、相火等机理上来；实践上，也另创新方以适应其学说。四家之说虽各执一偏，然而深化了医学理论研究，有效地指导着临床实践，这是其辉煌成就处。问题的另一面是他们研究的只是医学总体中的一个局部，属于某一侧面的专题发挥，适宜于某种特定的条件，乃一时一事一地之学，而非医学之完整则显而易见。事实上四家的临床实例说明，并非囿于自创之新说，寒、温、攻、补，随证而施，无所偏执，足证他们的学说都为纠偏补弊、拾遗补阙而设。四家之书与《千金》《外台》《圣惠》《圣济》不能等量齐观，其理由即在于此。四家学说以之发微、充实则可，以之替代则不免以偏赅全，黄钟毁弃，这是一个值得深思的问题。

五、门户期——明

明代医学因循金元诸子之说，或株守一家，排斥其他，或矫枉过正，意气偏激，深深陷入门户之见的旋涡中，不能自拔。诚如徐大椿所说："元时号称极盛，各立门庭，徒骋私见；迨乎有明，蹈袭元之绪余而已。"（《医学源流论》）金元诸子之新说既盛行于明，其中尤以李杲与朱震亨两家更受推崇，当时不少名医皆以为矜式，而拘泥于其说，遂使专题之学益趋偏仄呆板，徒事水火寒温之争，而于医学之发展毫无裨益。偏向滋阴者，如王纶宗朱震亨而习用苦寒,缪希雍取法唐宋而从事甘寒;偏向扶阳者,如汪机之私淑李杲而动辄参、芪,张介宾之注重精血专恃熟地,致使古法濒于失传。张琦说的好:"唐以降,其道日衰,渐变古制,以矜新创……门户既分,歧途错出,纷纭扰乱,以至于今,而古法荡然矣。"(《四圣心源·序》)明代诸家在水火寒温之争中,恣引阴阳、太极、卦爻之类为据,医学几演变为理学之附庸,从根本上离开了唐宋医学崇实的道路。唐宗海称"唐宋以后,医学多伪"(《中西汇通医经精义》),虽言辞偏激,而实有至理。

明代医学之卓有建树者,亦唐宋余波所及。如李时珍所撰之《本草纲目》,"搜辑百民,访采四方",属博采众美之结晶,与门户之学无涉;王肯堂所撰之《证治准绳》"搜罗骇备,分析详明",乃奄有众长之杰构,亦与门户之学无涉。其所以成功之主要因素,则在于上继唐宋而泯门户之见。

六、折衷期——清

门户之弊,至清益显。随着朴学的兴起,理学日趋式微,治学崇经复古之风大盛,于是医界出现了一种折衷倾向,即兼采历代名家学验、贯通调和、无所偏主的医学潮流,旨在纠正明代的门户之偏,而促进医学之发展。

徐大椿主张凡业医者必须越出金、元、明藩篱,"上追《灵》《素》根源,下沿汉唐支脉"(《慎疾刍言》),博览古籍,兼备折衷。莫文泉则竭力推崇唐代医学、尊奉《千金》为杂病治法之宗,对金元后诸家之说取聊备一格的态度,"不必概屏之以自隘也"(《研经

以史为鉴,可知兴替

言》），也是一种折衷倾向。当时医家之提倡复古，其实仅仅是一种手段，其目的则仍在于兼备以折衷。以清代最辉煌的温病学说而言，实质上也是一种折衷，一种汇粹历代医家学术精华之大折衷。如《温病条辨》一书，即体现了寒温折衷和古今折衷。此书虽论温病，但并不排斥伤寒，温病论治羽翼伤寒，伤寒证治折衷温病，擅长使用石膏是其所长，出奇制胜藉桂枝更令人击节赞叹。又如晚近学者所称之中西汇通学派，则更是古今中外医学的大折衷。

叶桂是倡导临床医学折衷的巨擘，根柢汉唐，折衷元明，芸萃众长，变化灵活，故"大江南北言医，辄以桂为宗"（《清史稿》）。叶氏既出，门户之学遂退，折衷倾向从此奠定了主导地位，独领风骚数百年，迄未稍衰。后此诸家，无非推波助澜而已。

综观清代医学之折衷倾向，纠正了元明以还的门户之偏，使唐宋医学在一定程度上得以延续和弘扬，从而保证了中医学术的嬗递勿替，不绝如缕。然而"假兼备以幸中，借和平以藏拙"的治疗作风也应运而生，使清代医学间或趋向平庸，与唐宋之真率自然相比，当然是略逊一筹了。

（转载自《古医籍各家证治抉微》中医古籍出版社 2000 年）

《伤寒论》研究的一个新切入点

江尔逊阴阳营卫血气津液一体观学习札记

刘方柏

●

编者按：

江尔逊（1917—1999），临证50余年，被医界誉为不可多得的"伤寒临床家"。针灸与药治兼擅，尤以善用经方救治疑难重症著称。

阴阳营卫血气津液一体观是江老重要学术见解之一。运用这一理论，可以深入系统地认识《伤寒论》中一类疾病的演变和治疗规律。"一体观"创造性地将气水不和视为营卫不和的变局，顺理成章地将调和气水的一类方剂视为桂枝汤的演变方。如此，不仅为正确理解和使用桂枝汤及其加减演变方提供了新的依据，也从一个侧面窥探到了仲景的临证思维。这是《伤寒论》研究的一个新切入点。

本文有深度，对临床有实际指导价值。所附验案精彩，当细细品读。

●

业师江尔逊研究《伤寒论》50余年，建树颇多，阴阳营卫血气津液一体观乃为其重要学术见解之一。运用这一理论，可以深入系统地认识《伤寒论》中一类疾病的演变和治疗规律，从又一侧面窥探仲景的思路。

1. 思路的形成

江老发现仲景在论中直接以方名证者，只桂枝汤、小柴胡汤两方而已，并且注意到两方运用特广，演变特多，从而认为此两方在全书113方中具代表性意义。而两方的组方主旨又都在调和阴阳营卫血气，因而设想从阴阳营卫血气的角度研究《伤寒论》，或许能够从一个侧面探索仲景的临床思路。那么，阴阳营卫血气在仲景目中究系何物？它们间的关系又是怎样的呢？对此仲景虽未明确论述，但他在编写时撰用了《素问》九卷、《黄帝八十一难经》，二书对阴阳营卫血气的认识必然被借鉴。故从二书中寻找依据不失为一种追源溯流、旁求测证的方法。《灵枢·卫气》说："其浮气之不循经者，为卫气；其经气之行于经者，为营气，阴阳相随，内外相贯。"这里，将营卫阴阳并称。那么，它们间的关系又如何呢？《难经·三十二难》指出："心者血，肺者气；血为营，气为卫，相随上下，谓之营卫。"明确指出营卫即血气。可见阴阳营卫血气的不同称谓，是因为它们循行和分布的部位不同，并非其本身有着质的差异。后来，《医宗金鉴》把这种关系径直解释为："以其定位之体而言，则曰气血；以其流行之用而言，则曰营卫。"故江老认为，阴阳营卫血气一体是仲景的一条重要思路。并在此基础上进一步研究，认为血气固然密不可分，而津液乃血之重要组成部分，血气的变化必然导致津液的变化，反之亦然。如唐宗海所谓"气生于水，即能化水，水化于气，亦能病气"。这一生理上的紧密联系在六经病理演变中必然产生重要影响，因而在研究六经证候中具有特殊意义。故在确认阴阳营卫血气的上述关系时，又将与之密不可分的津液视为一体加以研究。江老在运用这一观点探析论中一类疾病的演化过程时，发现这一观点符合仲景的思维脉络。至此，通过追源溯流，纵横对比，正面领会与反面推证相结合的长期研究，形成了独特的阴阳营卫血气津液一体的学术观点。

2. 研究的演进

《伤寒论》是以方证结合形式编写的，因此，仲景对阴阳营卫血气一体的认识必然在方证论述过程中得到体现。换言之，运用阴阳营卫血气一体的观点研究方证，就能较好地循着仲景的思路，揭示疾病演变规律和治疗机理。从桂枝汤本方证、加减方证和类方证的演变关系中，可以清楚地看到。

桂枝汤由桂枝甘草汤和芍药甘草汤两个基础方组成，前者辛甘化阳，后者酸甘化阴，共起滋阴和阳，调和营卫的作用。《伤寒论》28 条云："凡病若发汗、若吐、若下、若亡血、亡津液，阴阳自和者，必自愈。"仲景这里明确指出，无论曾采用发汗、吐下治疗过的有余之病，还是亡血、亡津液的不足之病，基本病理变化都是阴阳失和；治疗无论何法，都要通过调和阴阳才能向愈。怎样调和呢？《伤寒论》《金匮要略》中以桂枝汤为基础，加减演变出的近 50 个方，可以说均是这种调和的具体应用。它们看似纷繁零散，而以阴阳营卫血气津液一体的观点看，则如线贯珠，井然有序。如营卫不和于外，兼邪入经输，阻滞津液运行之用桂枝加葛根扬；兼阳气被遏之用桂枝去芍药加附子汤。又如血气不和于内之用小建中汤温中建脾，调补血急；炙甘草汤生血之源，导血之流；桂枝茯苓丸活血化瘀，当归四逆汤养血通脉，薯蓣丸治阴阳气血诸不足等等……这类桂枝汤加减方证，无论属外证还是内证，其病机仍属营卫血气不和，它们间仅是病理阶段、病位或兼证等的不同。

　　然而，江老的研究并未停留，他运用"一体观"独具慧眼地指出了营卫血气演变过程中出现的另一类疾病，这就是气水不和证。当营卫（血气）不和时，部分病人可受禀赋、宿疾、治疗等因素影响，演变成气水不和证。此类证候源于营卫不和，虽有病机的演进和变异，而本质仍未离乎营卫（血气）。因此，仲景在《伤寒论》中做了十分系统的方证展示。其中，既有不同部位的阳伤饮停证，如胃阳不足之茯苓甘草汤证、脾阳不足的防己茯苓汤证、心阳不足的苓桂甘枣汤证、肾阳不足的真武汤证等；又有营卫不和向气水不和转变的各阶段过渡证，如桂枝去桂加茯苓白术汤证、苓桂术甘汤证。前者是表之营卫不和未调，里之气水不和已生，故外则调营卫，内则利水湿，治疗重点已开始从调营卫向调气水转移；后者是阳虚水停，故变调和营卫、健脾利水为温阳化气行水，换言之，前者属营卫不和向气水不和演变的中间阶段，后者已完全演变成气水不和证。他如五苓散与真武汤、小青龙汤与茯苓泽泻汤等，均体现了这种不同阶段的演变关系。江老将此类方统称为苓桂剂，指出它们是仲景在调和营卫血气总治则指导下，随病机转化而设制的一组气水调和剂。江老认为，仲景对气水不和证的论述至此并未完结。他还深入论了其他两种情况：一是水阴不足，津液枯竭，治以育阴利水，所谓滋水之阴，即是补气，如猪苓汤；一是水邪太甚，留聚不去，致水阴不生，则当攻逐水邪以通气，所谓治水之邪，即是治气，如十枣汤。它们是在苓桂剂基础上再派生出的一类方证。

江老运用"一体观"紧紧把握住病理演变的内在联系，将数十个方证有机地结合了起来，极大地深化了对仲景立方主旨的认识。

3. 临床的验证

江老既据经以洞其理，更验病而悟其义，临床以"一体观"辨析疑似，常收到十分满意的疗效。

（1）调阴阳即和营卫

某男，46岁，自汗淋漓，身痛恶寒，屡治不愈。服桂枝汤合玉屏风散汗止而仍恶寒。"太阳病发汗，遂漏不止"，可用桂枝加附子汤，但江老抓住恶寒不止为阳虚，而汗出40余日营阴亦伤，此内则阴阳俱伤而失和，外则营卫俱损而不谐。仲景所列"发汗病不解，反恶寒者，虚故也，芍药甘草附子汤主之"，正是针对这种病机而设的。该方药仅三味，而芍药、甘草化阴，附子、甘草益阳，乃单刀直入，以芍药甘草附子汤，数日而瘥。本例体现了调阴阳即和营卫的"一体观"治疗原则，显示了本观点在临床把握仲景思路和指导准确遣方时的特殊作用，

（2）和营卫即调血气

李某，两次胆道手术后身体虚弱，继之血小板减少（3.8×10^9/L），鼻、齿及皮下均常出血，荨麻疹屡发不止，久治不效。此病从证候看，已属血证，然用"一体观"分析，体虚而出血不止，乃血气亏虚于内；荨麻疹迁延不愈，乃营卫不和于外。故其治法，不在止血疏风，而当调和营卫，以桂枝汤加黄芩、生地、广三七，服药一剂出血止，血小板上升到7.6×10^9/L，荨麻疹仅偶有小发。本例迅速取效之关

《伤寒论》研究的一个新切入点

键，在于运用"一体观"洞察病机，因而不被治血套法所困，亦不为荨麻疹表象所惑。

（3）调和血气即燮理阴阳

杨某，寒冷发热，关节疼痛，皮下结节，偶见散发性红斑，迁延年余，久治不效，曾疑为系统性红斑狼疮。来诊时除上述见症外，舌质红，苔黄厚而粗。经用和少阳、泻肝火、养阴透热诸法不效。江老认为，患病年余，阴阳亏损，寒冷发热，邪气留连；皮下红斑、关节疼痛，乃血气失和，故血气亏虚，阴阳失和当为其基本病机。遂投小建中汤调补血气，扶正祛邪。三剂寒战高热止，黄厚苔消退，旬日而愈。本例能抛开纷繁复杂的征象，而用看似难于理解的小建中汤，在于通过"一体观"明确了阴阳失和的基本病机和调补血气即燮理阴阳，而阴阳和则邪自却的治疗机理。

（4）调和气水

张某，咳嗽，胸闷心悸，痰涎清稀上涌，住院20余日不效。江老会诊时询知，病起于感冒，乃抓住外而太阳之气不达，内而水饮不得运行的病机，认为患者风寒伤于营卫，营卫失和在先；脾阳素虚（大便长期稀溏），致气水不和于后。投苓桂术甘汤温阳化气行水，一剂即获显效。本例运用"一体观'拨云散雾，明察病机，故能不为咳嗽表象所惑，直以营卫不和转化而成之气水不和证施治，因而收到了一药服毕，诸症豁然的满意疗效。

4. 小结

江老从生理出发，循着病理推导、方证探索、临床实践的路子，确立了阴阳营卫血气津液一体观，从而创造性地将气水不和视为营卫不和的变局，顺理成章地将调和气水的一类方剂视为调和营卫的桂枝汤的演变方，不仅为正确理解和使用桂枝汤及其加减演变方提供了新的依据，也为从另一侧面探索仲景的思维轨迹开拓了新路。

（转载自《光明中医杂志》1995 年第 3 期）

｜《伤寒论》研究的一个新切入点

徐灵胎与吉益东洞的学术思想异同点及其原因探讨

黄 煌（南京中医药大学）

·

编者按：

　　黄煌（1954—），知名中医学者，江苏省名中医，致力于经方研究和推广工作。

　　这是一篇大视野、大手笔的学术好文。徐灵胎和吉益东洞是两位出生在不同国土，而生活年代相仿的著名医学家，文章将他们作为18世纪中日两国医学史比较研究的范例，剖析两人医学思想，并作比较分析，可看出其学术思想的共同点：强调实证精神、实践思想，重视药物效能、方证及方药临床应用研究。这是18世纪东方出现的医学科学精神的闪光，也是今天临床医生要继承的优良传统。两人对医学认识，也存在一些差异。对这些差异的形成原因，文章从文化传统、人格特点等方面，作了客观分析。

　　本文写成于20世纪90年代后期，作者或因撰写此文，获得灵感与信念，遂潜心于药证、方证研究，并以推广经方医学为己任，带出一支团队，将事业做得风生水起，影响由国内延及国外……

　　本文原收载于《徐灵胎研究文集》（上海科学技术出版社2001年10月），今转载未列参考文献，可参见该书。

·

前　言

徐灵胎①与吉益东洞②分别是 18 世纪中国和日本的以倡导古医学而著名的医家。这两位不同国土的医家，在相同的历史时期，形成了十分相似的医学思想，并采用了接近的研究方法，取得了本国同道公认的学术成果。这不能不说是世界医学史上的趣事。两位医家共同的学术思想，其中必然蕴含科学的道理，能给我们今天继承和发扬两国的传统医学带来有益的启示。同时，探讨双方存在的认识上的差异，对我们认识中医学与日本汉方医学的特点，也将带来帮助。本论文以两位医家的主要著作为基本研究素材，对两人学术思想的异同点作比较分析，并就其原因作一探讨。

一、《伤寒论类方》与《类聚方》
关于方证的研究

清乾隆二十四年（1759），徐灵胎"探求三十年"的力作《伤寒论类方》终于定稿。他在序言中说："余纂集成帙以后，又复钻穷者七年，而五易其稿，乃无遗憾。"徐氏此书，一改过去从六经论《伤

---

① 徐灵胎（1693–1771），名大椿，晚号洄溪老人。江苏吴江人。清代著名的医学家。

② 吉益东洞（1702–1773），名为则，字公言，通称周助，东洞是其号。日本安艺广岛人。江户时期著名医学家。

寒论》的传统研究方式，"不类经而类方"，从方证相应的角度揭示了《伤寒论》辨证论治的规律，是对后世影响较大的一部著作。值得注意的是，仅仅相隔三年的1762年，日本的古方派大家吉益东洞，也完成了作为该流派经典著作的《类聚方》。此书将张仲景的处方与证"列而类之，附以己所见"，其研究思想与编集方式与《伤寒论类方》十分相似。

为什么要从方证研究《伤寒论》？双方均强调了以下的观点：

第一，方剂是医者治病的基本手段，方证的辨别是医者基本的临床技能。徐灵胎说，张仲景当时著书，"亦不过随证立方，本无一定次序"，其实，随证立方并不限于著书，张仲景临床本是"观其脉证，知犯何逆，随证治之"，故《伤寒论》中有"桂枝证""柴胡证"的称呼。徐灵胎还说，以方类证的《伤寒论类方》能"使读者于病情药性，一目了然，不论从何经来，从何经去，而见症施治，与仲景之意无不吻合"。这里的"见症施治"，便是辨别方证而施治；"仲景之意"，是《伤寒论》乃至中医学的基本精神。吉益东洞则说得更直截了当："医之学也，方焉耳。"其私淑弟子尾台榕堂在《类聚方广义》中也补充道："医之急务，在方证相对如何耳。"

第二，方证是病的基本构成单位。徐灵胎的话是："盖方之治病有定，而病之变迁无定，知其一定之治，随其病之千变万化，而应用不爽。""方之治病有定"中的"方"，主要是指《伤寒论》方；"治病有定"中的含义有二：一是指《伤寒论》方于应用指征有明确的规定，二是指《伤寒论》方证是机体反应状态的具体反映形式。疾病的种类是无穷的，而机体的反应状态是相对固定的。与强调特异性的病名诊断相比，辨方证就是一种以不变应万变的方法。吉益东洞的话是："夫医之处方也，随证以移。惟其于同也，万病一方；惟其于变也，一毒万方。"这里的"万病一方"与"一毒万方"，与异病同治、同病异治同义，是辨证论治的不同说法。

第三，规定方证是中医学规范化的基础，是医学发展的前提。长期以来，医学的不规范现象是十分严重的。就《伤寒论》一书为例，"后人各生议论，每成一书，必前后更易数条，互相訾议，各是其说，愈更愈乱，终无定论"。《伤寒论》研究以何为标准？外感病的诊疗如何规范？徐灵胎经长期研究，最后决定从方证入手。因为医者随证立方，最为具体，处方的组成、剂量、加减法，皆可以作出规定。特别是张仲景的方剂，于此规定甚严，"各有法度，不可分毫假借"。研究《伤寒论》的方证，无疑是研究中医学的临床规范，意义是不言而明的。所以，徐灵胎对自己的研究成果是比较满意的，完成《伤寒论类方》以后，才在序言中写上"乃无遗憾"四字。不约而同，吉益东洞也是不满当时的医学"空言虚语，臆说理义""其方法不统一，而治疗无规则"的倾向，而提倡古医学，强调恢复张仲景的诊疗标准。

第四，类方便于理解药性及方意，便于临床使用。正如《类聚方·凡例》所言："以类就位……其方之用与药之能，可得而言矣。"《类聚方广义·题言》也说："类聚之旨，在审方意、便方用也。"徐灵胎也认为类方能使读者"于病情药性，一目显然"，不失为"至便之法"。类方是一种比较异同的分类法。由于《伤寒论》的方证散在于 397 条文中，或前后参差，或隐于字里行间，分类比较无疑是最为适用的研究方法。吉益东洞尚通过《伤寒论》方证的分类比较，研究了药物的使用指征，著成了颇有特色的临床药物学专著《药征》。

综上所述，方证研究不仅是《伤寒论》研究的核心内容，更是中医学研究的核心内容。徐灵胎与吉益东洞不约而同地选用类方法，绝非偶然的。这既是两人在长期探求医学真髓中得出的结论，也是对当时占统治地位的金元明医学进行深刻反思以后的具体行动。方证研究，为中医学术脱出阴阳五行学说的圈子，回归自然科学的轨道，有着十分深远的意义。《伤寒论类方》至今已经发现有20个版本，而且后世还有许多再编、增辑、歌括等著作。作为中国经方派的代表人物，徐灵胎的影响至今犹在。《类聚方》一问世，也立即引起日本的轰动。宝历十二年（1762）刊行之后不久，在京都、江户即卖出一万册。以后，作为日本汉方的临床规范，《类聚方》有力地促进了日本医学的进步。

不过，徐灵胎与古益东洞在对方证的认识上尚存有不同点。徐灵胎往往将理法方药浓缩在"方"这个断面上，注意方证中蕴含的治疗法则的开掘。如《伤寒论类方》每通过对原文的分析，阐明方证"其所以然之故"，这当然离不开六经、八纲、脏腑、营卫气血等范畴。而且，徐灵胎认为《伤寒论》是本"救误之书"，而要弄清为何误、误在何处，本身就是个方法论的问题。而吉益东洞所着眼的仅仅是张仲景的用方指征，并揉合进本人的用方经验。例如，《类聚方》在类聚《伤寒论》《金匮要略》有关条文以后，仅对使用指征作简短的提示，如"当见某某证"或"当有某某证"等，不但无阴阳五行、脏腑经络、升降浮沉之说，且三阴三阳、寒热虚实等术语也视为"臆测之论""方用之葛藤"而删除之，有显著的经验化倾向。

二、《神农本草经百种录》与《药征》

关于药物的研究

《神农本草经百种录》（以下简称《百种录》）是徐灵胎44岁时的著作，撰于乾隆元年（1736）。他因为唐宋以后医家药性不明，处方用药颇多谬误，"方不成方，药非其药，间有效验，亦偶中而非可取"，认为"必良由《本经》之不讲故也"。遂选择《神农本草经》中药性比较复杂，而且人们缺少研究，又易导致临床误用的一百种药物，通过对原文逐一注释和发挥，其目的是"辨明药性，阐发义蕴，使读者深识其所以然，因此悟彼，方药不敢误用"。

《药征》是吉益东洞晚年的力作，定稿于明和八年（1771），晚于《百种录》25年。当时吉益东洞已经年至七十。这本著作凝聚了他四十余年研究张仲景方药的心得和他本人临床用药的经验。近代日本汉方大师大塚敬节先生认为，"东洞所著之书对后世影响最大者，首推《药征》"。《药征》以《伤寒论》《金匮要略》的条文为依据，对古方中常用的五十三味药物的主治进行了考证，并结合自身的临床经验，对传统本草书中的一些不切合实际的说法进行了批驳，对一些药物的品种、炮制等也有论述。其中所采用的辨伪明诬、归纳比较、怀疑批判的方法，具有明显的近代科学的特征。后人村井琴山称此书"补古今医人及本草者流所不逮，发二千年来所未发"。

同样是以复古为号召的药学专著，可是两书的写作风格有着不少的差异。

从学术渊源来看，《药征》源于《伤寒论》《金匮要略》，而且将原文中有关阴阳六经诸语一概删去，仅剩方药与证而已。《百种录》则取材于《神农本草经》，仍依上、中、下三品分类，书中原为方士道家言的"久服轻身延年""不老"诸说，徐灵胎也一一为之解释所以然。

从著书宗旨来看，《药征》只讲药效，是论所当然而不论所以然。他说："疾医之论药也，唯在其功耳。"功，同效。不谈所以然，吉益东洞有其看法。他主张"以可知而知之，可见而见之，实事惟为"。比如，有水声吐水，则为水治之，这就是实事惟为。如果是不可知、不可见者，则不可以作为依据。他举例说："夫味之辛酸苦甘咸，食而可知也。性之寒热温凉，尝而不可知也，臆不可知也为知，一测诸臆，其说纷纷，吾孰适从？"这种理论，吉益东洞均斥之为"空理"。另外，吉益东洞提出，有些现象是无法弄清其所以然的，可以置而不论，也不必去臆测。他举例说："夫汗之白也，血之赤也，其所以然不可得而知也。刃之所触，其创虽浅，血必出也；暑热之酷，衣被之厚，汗必出也。壹是皆历皮毛而出者，或为汗，或为血，故以不可知。为不可知，置而不论。"在这种思想指导下，《药征》全书仅述每味药物的主治，甚至于寒热温凉也不讲。他说："医之于事，知此药解此毒耳，毒至解也，厥冷者温，大热者凉，若以厥冷复常为热药，则大黄、芒硝亦为热药乎？药物之寒热温凉，其不可论，斯可以知已。"与《药征》相反，《百种录》讲药性，是论所以然。徐灵胎认为："知所当然，则用古之方能不失古人之意；知所以然，则方可自制，而亦能合古人制方之意也。"他还认为："凡药之用，或取其气，或取其味，或取其色，或取其形，或取其质，或取其性情，或取其所生之势，或取其所成之地，各以其所偏胜，而即资之疗疾，故能补偏救弊，调和脏腑，深求其理，可自得之。"。所以，《百种录》的着力点在所以然的阐发。当然，这些所以然，只能以四气五味、升降浮沉、引经报使等学说来解释。

从论证方法来看，《药征》是考证式的，重在归纳。"以试其方之功，而审其药之所主治也；次举其考之征，以实其所主治也；次之以方之无征者，参互而考之；次之以古今误其药功者，引古训而辨之；次举其品物，以辨真伪"，是从方证条文研究药证。从方法上来看，与近代科学的归纳法没有两样。《百种录》是注释式的，未脱离传统经学的治学方式。书中注释又重在推理，其说理工具主要是阴阳五行学说。

从上可见，两书的差异相当明显，有些应该说是原则上的分歧。这反映了徐灵胎早年医学思想的未成熟和传统经学的烙印。徐灵胎所处的时代，正是清代考证学昌盛的乾隆年间；所处的环境，又是传统文化深厚、儒学人才辈出的吴地。徐灵胎本身由儒而医，而且对道教文化深信不疑，再加上他写《百种录》时年仅44岁，医学思想尚未成熟，临床经验的积累也有限。所以，《百种录》带有相当浓厚的儒学色彩也在情理之中。不过，即便是如此，《百种录》的字里行间，依然可见徐灵胎对传统药学理论的怀疑和困惑。他发现药物的功效存在着"一时难以推测"或"不可解"的问题。如以菟丝子汁能"去面皯（面色发黑）"为例，"以其辛散耶？则辛散之药甚多；以其滑泽耶？则滑泽之药亦甚多，何以他药皆不能去，而独菟丝能也？"所以，他意识到，"但显于形质气味者可以推测而知，其深藏于性中者，不可以常理求也"。同时又指出临床试验的必要性："凡药性有专长，此在可解不可解之间，虽圣人亦必试验而后知之。"这种怀疑与困惑，随着徐灵胎研究的深入，越来越强烈，继而转变为对药性专长论的提倡和对传统药学理论的否定。

乾隆六年（1741），徐灵胎作成《医贯砭》一书，尖锐地抨击了以论命门学说著称的明代医书《医贯》。乾隆二十二年（1757），他在《医学源流论》中，明确否认传统药学理论中的归经说。他说："盖人之气血无所不通，而药性的寒热温凉、有毒无毒，其性亦一定不移，入于人身，其功能亦无所不到，岂有其药止入某经之理？"他只承认药物有专能，如柴胡治往来寒热的少阳病，桂枝治畏寒发热有汗的太阳病，就是专能。有些药物的专能可以用药性理论来解释，有些则不能。他说："如性热能治寒，性燥能治湿，芳香能通气，滋润能生津，此可解者也。如同一发散也，而桂枝则散太阳之邪，柴胡则散少阳之邪；同一滋阴也，而麦冬则滋肺之阴，生地则滋肾之阴；同一解毒也，而雄黄则解蛇虫之毒，甘草则解饮食之毒，已有不可尽解者。至如鳖甲之消痞块，使君子之杀蛔虫，赤小豆之消肤肿，薏仁生服不眠、熟服多睡，白鹤花之不腐肉而腐骨，则尤不可解者。此乃药性之专长。"药性专长论的提出，是徐灵胎向重视所当然跨出的一大步。

乾隆二十九年（1764），徐灵胎在《兰台轨范》中提出专病专方专药的思想，他说："一病必有其方，一方必有主药。"强调了药物特异性功效的研究。他在书中猛烈批评了当时医学界忽视药物专能的倾向。他说："自宋以还，无非阴阳气血、寒热补泻，诸肤廓笼统之谈，其一病之主方主药，茫然不晓……至近世惟记通治之方数首，药名数十种以治万病，全不知病之各有定名，方之各有法度，药之各有专能，中无定见，随心所忆，姑且一试，动辄误人。"乾隆三十二年（1767），徐灵胎撰写成《慎疾刍言》一书，其中专列"用药"一篇，呼吁人们"辨为药性，博览经方"，并明确提出"医道起于神农之著本草""治病必先有药，而后有方，方成之后，再审其配合之法"，强调了药物在医学中的极端重要性。这时候的徐灵胎，在学术思想上更加坚定和成熟，与吉益东洞的一些观点也趋于一致。

从徐灵胎药物研究思想的演变过程可以看出，本草学是中医学的重要组成部分，在实践中发现和整理药物治病的事实，是药物研究的科学方法。以引经报使、四气五味、升降浮沉为内容的传统药学理论有很大的缺陷，不宜盲从。不过，如何运用现代科学的方法，揭示中药有效之谜，并制定出更科学有效的、更客观明确的临床用药规范，是徐灵胎留给后人的一个课题。

三、《医学源流论》与《医断》

关于对医学的总体认识

乾隆二十二年（1757），65 岁的徐灵胎完成了他的医学评论著作《医学源流论》。他因感慨唐宋以来医道衰微，无儒者为之振兴，"至理已失，良法并亡"的现状，遂以其"博览群书，寝食俱废，如是数年"而造就的"寻本溯源之学"，就传统医学理论中的 93 个问题，阐述其独到的观点，对当时医学"笼统""支离""浮泛"的弊端多有针砭。《四库全书提要》谓此书"持论多精凿有据""其论病，则自岐黄以外，秦越人等不免诋诽；其论方，则自张机《金匮要略》《伤寒论》之外，孙思邈、刘守真、李杲、朱震亨皆遭驳诘……然其切中庸医之弊者，不可废也"。

几乎也在同时，吉益东洞也以非凡的勇气，向世俗提出挑战，他强调实证，强调亲身试验，反对温补，提倡万病一毒说和腹诊术，并全盘否定阴阳五行、脏腑经络、病名病因等传统理论。其学说中的 36 论由门人鹤元逸编成《医断》一书，并于宝历九年（1759）刊行。《医断》的问世，如石击水，引起医学界的极大震动。一场围绕《医断》的论争迅速展开。畑黄山的《斥医断》（1762）、田中荣信的《辨斥医断》（1763）、掘江道元的《辨医断》（1790）、木幡伯英的《斥医断评说》（1804）相继出版，互相非难，日本医坛为之沸腾。

首先应当指出，两书的基调是一致的，均针对当时医学界思想混乱的局面，拨乱反正，明确了医学研究的范畴，强调以实践检验理论的科学思想方法。这对于促使当时的医学从宋明理学的束缚中解脱出来，从"怪僻之论，鄙俚之说"等迷信荒诞的邪说中剥离开来，具有积极的意义。这是《医学源流论》与《医断》的共同之处。但是，书中也反映出两人在医学思想上存在着一些差异。

第一，已然与未然的差异。

吉益东洞只研究肉眼可见的临床现象，而不作预测，所谓："吾觉论其已然者，不论未然者。"所以，凡是不可见者，吉益东洞一概不研究。他甚至否认病名、病因的存在。他说："凡治疾之法，视邪之所凑，察毒之所在，随其证而处方，不拘病名、病因，此则仲景之教也。"他在《古医书言》中，说得更加坚决："今医家之病名，唐孙思邈曰四百四病，近世之书，病名加多千有余，为则不佞顽愚，浅陋薄识，而十之一不得记忆。不记忆则不妨于为医，以病名医不可为也。"

徐灵胎则不然。他极其重视未然的研究，即通过临床现象的观察，归纳出"病"的概念，并以此预测未然。《医学源流论》中用大量的篇幅，阐述了疾病的定义、性质、传变、愈期、疗效与预后、疾病与症状、体质等诸多理论问题。他指出，病不仅有特有的致病因素和临床表现，还有特有的传变规律，辨病可以先知先防，所谓"如痞病变鼓，血虚变浮肿之类，医者可预防而治之也"。他还发现，疾病的临床表现极为复杂，有些疾病可以自愈，不必服药；有些疾病不论治之迟早，而愈期有一定规律；有的虽治法不误，而始终无效。而且，治疗方法也呈多样性，不辨病是不可想象的。他说："病之与症，其分并何止千万，不可不求其端而分其绪也。而治之法，或当合治，或当分治，或当先治，或当后治，或当专治，或当不治，尤在视其轻重缓急，而次第奏功，一或倒行逆施，杂乱无纪，则病变百出，虽良工不能挽回矣。""后之医者，病之总名亦不能知，安能于一病之中，辨明众症之渊源？"所以，他认为，临床能准确地判断疾病的预后，是医生临床水平的最高境界，所谓"学问之极功"。他说："能愈病之非难，知病之必愈必不愈为难。"他还说："不论轻重之疾，一见即能决其死生难易，百无一失者，此则学问之极功。"病名的研究，是医学研究的必由之路。如果只研究现象（已然），而不研究现象后面的本质（未然），就不是真正意义上的科学研究。徐灵胎的观点已经被后世医学发展的历史所证实是正确的。

第二，所以然与所当然的差异。

在医学研究什么这个问题上，徐灵胎十分强调研究"所以然"。

他说:"凡读书议论,必审其所以然之故,而更精思历试,方不为邪说所误。"他指出:"欲治病者,必先识病之名,能识病之名而后求其病之所由生,知其所由生,又当辨其生之因各不同,而病状所由异,然后考其治之之法。"他并且详细规定了医生在实践中的自我检验程序。他说:"治病之法,必宜先立医案,指为何病,所本何方,方中用某药专治某症,其论说本之何书,服此药后于何时减去所患之何症。倘或不验,必求所以不验之故,而更思必效之法;或所期之效不应,反有他效,必求其所以致他效之故;或反增他症,或病反重,则必求所以致害之故。"所以,他认为医学研究除了反复验证,即所谓"历试"之外,需要缜密的科学的理性思考,即所谓"精思",只有在弄清所以然的过程中,学问才能进步。

而吉益东洞只强调经验的积累,重视所当然的"目识"和"解悟",恰恰对所以然的研究是排斥的,所谓"吾党……又不论其所以然者"。他认为他的医术,是"非言语文字可遽谕者""亲试之疾疢,切试之事实,积以岁月,则目识神契,自然可了会矣"。他强调"要在专心解悟"。显然,这种具有浓厚经验论、不可知论色彩的思想,是不利于医学理论发展的。

第三,全盘否定与合理利用的差异。

与《医断》全盘否定传统理论不同,《医学源流论》表现出具体情况具体分析的态度,能合理地利用传统医学理论和前人研究的成果。

对于脏腑经络,吉益东洞认为"仲景未尝论矣,无益于治病也""无用乎治矣,是以不取也",一概否定。而徐灵胎则认为经络是人体的部位，是临床诊病的依据。病有必分经络脏腑而后治之者，也有不必分脏腑经络而后治之者，不可一概而论，关键是要认识各种疾病的发病规律。他说："识病之人，当直指其病在何脏何腑，何筋何骨，何经何络，或传或不传，其传以何经始，以何经终。其言历历可验，则医之明者矣。"显然，徐灵胎之所以肯定脏腑经络，是从强调研究具体疾病这个角度出发的。

对于脉诊，吉益东洞几乎全面否定。他说："医谓人身之有脉，犹地之有经水也。知平生之脉，病脉稍稍可知也。而知其平生之脉者，十之一二耳。""越人之为方也，不待切脉，望色、听声、写形，言病之所在，可以见已。""谓五动或五十动，候五脏之气者，妄甚矣。如其浮、沉、迟、数、滑、涩，仅可辨之尔耳，三指之间，焉能辨所谓二十七脉者哉？"其结论是"脉之不足以证也"。主张临床诊断"先证而不先脉，先腹而不先证"。而徐灵胎对脉诊的复杂性有充分的认识。他指出："盖脉之变迁无定，或有卒中之邪，未即通于经络，而脉一时未变者；或病轻而不能现于脉者；或有沉痼之疾，久而与气血相并，一时难辨其轻重者；或有依经传变，流动无常，不可执一时之脉，而定其是非者。"所以，临床上有从脉不从症者，有从症不从脉者，"故以脉为可凭，而脉亦有时不足凭"。徐灵胎否定了仅以脉辨病的说法。他说："病之名有万，而脉之象不过数十种，且一病而数十种之脉，无不可见，何能诊脉而即知其何病？此皆推测偶中，以此欺人矣。"他明确指出，诊脉是辨病中的一种诊断方法，"必以望、闻、问三者合而参观之，亦百不失一矣"。并且分析脉象应当结合具体的疾病进行，他指出："不按其症，而徒讲其脉，则讲之愈密，失之愈远。"

疾病的多样性、复杂性，决定了医学不能局限在某种学说或某种疗法上，勤求古训，博采兼收是必须的态度。

在《医学源流论》成书七年后的1764年，徐灵胎又撰成反映其辨病专治思想的重要著作《兰台轨范》。全书重在论病，每病均先录汉唐对病因的认识，"首《内经》，次《金匮》《伤寒》，次《病源》《千金》《外台》，宋以后亦间有采者"，下为专治之方法，有内服者，也有外治者，除选录汉唐之方以外，宋以后诸方"精实切病者"，亦附于古方之后，堪称临床疾病分类学的全书。而吉益东洞从经验主义的立场出发，基本上全部否定前人的著作。他视《灵枢》《素问》《难经》为"伪作"，认为《神农本草经》中"妄说甚多，不足以征"。认为《伤寒论》《金匮要略》"方剂杂出，失本色者往往有之。且世邈时移，谬误错乱……不可不择"，至于后世注家，皆认为"牵强附会，不可从也"；《千金》《外台》的方剂，"其可取者，不过数方而已"。

此外，徐灵胎提倡针灸、按摩、导引、放血等外治法以及心理疗法，批评了当时"只以一煎方为治"的倾向。而这是吉益东洞所未加重视的。

综上所述，徐灵胎与吉益东洞在医学思想上的差异，实际上就是是否需要研究疾病的本质，是否需要理性思维，如何看待传统医学理论及经验等问题上存在的不同意见。平心而论，徐灵胎的认识未必十全十美，但是，吉益东洞的观点是明显偏激的。实际上，吉益东洞在医学思想上存在的这些问题，在当时就引起有识之士的警惕，并对此作了修正。其子吉益南涯创立"气血水论"就是一例。后世以和田东郭、浅田宗伯等为代表的折衷派医学的发展和壮大，以及近代汉方的发展，都是在对吉益东洞医学进行修正和发扬的基础上取得的结果。

四、两人异同点的原因分析

徐灵胎、吉益东洞两人在学术主张上惊人的一致性，早有学者发现。日本学者三上章瑞这样说过："清徐灵胎刻《伤寒类方》在于乾隆二十四年，翁之刻《医断》实我宝历九年事也。岁次丁卯，不期而同，复古之业，岂非时运之使然乎？"18世纪的中国和日本，均处在一个学术思想的动荡期。在中国，明末清初兴起的实学思潮，以复古为号召，对空疏的宋明理学进行了批判。医学界也转向崇尚汉唐医学，注重医学自身的研究，注重前人的实践经验的整理，讲求实效，不尚空谈，医学风气也为之一变。这个时代涌现出一大批以倡导古医学的医家，徐灵胎正是其中最有代表性的一位。在日本，儒学也同样实施着同样的变革，受其影响，以吉益东洞为代表的医家冲破阴阳五行学说为主要说理工具的金元医学的束缚，以临床事实为基础，试图构筑实践的医学体系。应该说，徐灵胎与吉益东洞都是这个时代的医学革命家。正是由于所处在同样的时代，才促使他们产生了相同的学术主张，真可谓"异域同心"。徐灵胎与吉益东洞重视方证与药物效能的研究，重视临床现象的观察和分类研究，具有明显的近代科学色彩。他们提倡古医学的目的，正如有的日本学者所说的，"并不意味着医学的倒退，实质是医学的自然科学化"。可以说，这是18世纪东方出现的一道耀眼的医学科学精神的闪光。

但是，两人在学术上的差异也是明显的。可以这么说，徐灵胎的医学博大宽厚，吉益东洞的医学纯专锐利；徐灵胎强调基础、精思、所以然，吉益东洞强调技术、实证、所当然；徐灵胎善折衷，吉益东洞走极端。那么，这又是什么原因呢？当然，答案是多方面的。这里，主要从各自的文化传统、人才观、学术个性三个方面加以探讨。

第一，关于文化传统。

中国医学历史悠久，有着深厚的文化传统。阴阳五行学说，脏腑经络学说等，无不来源于生活实践，来源于中国人自身的感受和体察。作为针灸、汤液等传统疗法以及与之相伴的中医病名病因的认识，本身也经历了相当漫长的过程。对中国人来说，尤其是对如徐灵胎那样的儒医来说，谈论医理更是游刃有余。而日本文化没有中国文化那样悠久的历史，中医学的导入，始于隋朝，至吉益东洞的时代，也只有近千年的历史。日本为岛国，气候风土与大陆有别，饮食习惯也有很大的不同，更没有像中国那样具有深厚广博的民间医学作为中医学的土壤，所以，中医学自从导入以后，一直是作为宫廷医学或贵族医学的形态存在的。江户时代以来，随着人口的增加和都市化，市民阶层的扩大，社会对医疗要求不断增加，于是，医学开始走向大众。显然，具有浓厚中国文化味的中医理论，必然给医学的传播和普及带来障碍。所以，吉益东洞删繁就简的做法，正是当时日本医学界思潮冲击下的必然反应。事实上，当时提倡古医学、进行中医学改革的医家，尚有名古屋玄医（1628-1696）、后藤艮山（1659-1733）、香川修庵（1683-1755）、山脇东洋（1705-1762）、永富独啸庵（1732-1870）、中神琴溪（1743-1833）等，只不过吉益东洞的医学，日本味更浓烈罢了。

第二，关于人才观。

徐灵胎先儒后医，其学医经过了广搜博采的过程，"上追《灵》《素》根源，下沿汉唐支派"，五十年中，"披阅之书约千余卷，泛览之书约万余卷"。宽阔的知识面使他对医学发展具有深邃的认识和超人的见解。在他的眼里，医学首先是一门学问，而不仅仅是一种技术，更不是谋生的手段。面对当时日益增多的许多"为衣食之计"的从医者，徐灵胎充满了忧虑和不安。他最关心的是所谓"伟人""奇士"般的从事医学研究的高级人才的大量出现。徐灵胎心中理想的这种人才，首先是"聪明敏哲"的、"渊博通达"的、"虚怀灵变"的、"勤学善记"的、"精鉴确识"的，所谓"具过人之质，通人之识"的高素质人才，然后，又有"摒去俗事，专心数年，更得师之传授"的培养过程。正是基于这种人才模式的设定，决定了徐灵胎必须强调基础，强调博取，强调精思。此外，徐灵胎家境富有，本不以医为职业，为人治病，研究医学，均是为了好奇心的满足与对未知世界的探求。所以，他的医学已经达到一般医者无法望及的境界。正如后人所评价的那样："洄溪先生医学超绝前后，百余年来传其术者绝少。"像徐灵胎这样纯粹的中医学者，在中国医学史上也是不多见的。

吉益东洞也有博览群书的过程。有人说他"寒夜避炉，以慎其眠，蚊蚤攻身，以戒其眠，读《素》《灵》《难经》百家之书，研究精论"。可以说，他对医学的理解力和洞察力，不在徐灵胎之下。他面对当时医学界"医人皆舍事实，而谈空理，以荧惑后进""数弊相承，坏乱极矣"的局面，愤然以"继绝迹，兴废道"为一生追求的目标。严格地来讲，吉益东洞所提倡复兴的"疾医之道"，是一种朴素的、原始的经验医学形态。换句话说，只是一种应用方药的技术。所谓"医之学也，方焉耳""药论者，医之大本，究其精良，终身之业也"。但正是由于这种"疾医之道"的简洁性和通俗性，适应了社会的需求，从而吸引了大批的求学者。据说，当时"从游而受业者多矣，上堂入室百有数人"。要在较短的时间内向初学者传授医学，强调方药应用技术，强调所当然的经验，强调实证性强的腹证，无疑是最佳的选择。而且，与徐灵胎的想法不同，吉益东洞的传道的目的，不是要培养"奇才""伟人"，而是要迅速地育成大批为市民阶层服务的临床医生。他晚年曾这么说："今也，四方之生徒，受业而归者，皆施斯术于其邦，则疾医之道，已行于海内。二三子益愤悱碎砺，缵翼余业，以传之天下后世，余虽死焉，尚不死也，岂不愉快哉？"可见，吉益东洞对他的事业是满意的。

第三，两人的人格魅力也各有特色。

徐灵胎早年鄙薄科举，弃儒攻医，虽有叛逆心理，但不失儒雅温良之气。对于清朝皇帝颇有忠心，曾两次上京效力。乾隆三十六年（1771），他明知体力不支，依然应诏带病北上，最后死在北京。而吉益东洞则有明显的叛逆性和反抗性。据史料记载，延享元年，当时吉益东洞贫困交加，几乎绝食之时，佐仓侯欲招为侍医，他谓"贫者士之常也，穷达者命也"，辞而不仕。明和六年，中津侯以禄五百石招其为侍医，亦辞而不往。

以上两人的人格，对其文风、学风也是有一定影响的。两人均以复古为号召，但方式方法略有不同。可以说，徐灵胎是改良式的，吉益东洞则是革命式的，一则和缓，一则激烈。当然，两种方式对社会的影响也不尽相同。徐灵胎晚年自感"半生攻苦，虽有著述几种，皆统谈医学，无惊心动魄之语，足令人豁然开悟"，遂又"抠心挖骨"，于乾隆三十二年（1767），作《慎疾刍言》一书，言辞口气显然尖锐得多。可以想象，当时的徐灵胎目睹尚未明显改观的医学界的现状，已经陷入深深的忧虑，几近乎焦躁。这是因为，他那种改良，是不可能立时带来整个医学界剧烈变革的。吉益东洞的情况恰好相反，他过激的学说，引起当时医学界的极大关注，信奉者有之，疑问者有之，反对者也有之。他晚年也曾感叹道："余为天下后世，尽心力，焦唇舌，建言疾医之道，人疑而未信，拒而避之。咄嗟，天下无不瘳之疾，奈天下无尽其疾之人何？天下无不仅之命，奈天下无安其命之人何？"不过，其鲜明的学术特色，最终得到了人们的理解，正如水野清氏所说："昔东洞先生于五运六气盛行之世，卓然独从事于古医方，不顾笑侮，人侧目视之，久之海内靡然从之。"正是吉益东洞这种矫枉过正的做法，促使了日本汉方脱却中国医学的圈子，走向了独自的发展之路。正如大塚敬节先生所说："中国医学在日本的蜕变，始于曲直濑道三，完成于古益东洞。"

结　语

徐灵胎与吉益东洞虽然国度不同，但是在相同的历史时期，以提倡古医学为号召，强调实证的精神及实践的思想，强调方药应用的临床研究。这个相同点，可以说是18世纪世界东方出现的医学科学精神的闪光。两人在医学总体的认识上，存在着一些差异。所谓的已然与未然的差异、所当然与所以然的差异、全盘否定与合理利用的差异，也就是两人在是否要研究疾病本质，是否需要理性思维，如何看待传统医学理论及经验等问题上存在着的不同意见。这些差异形成的原因是复杂的，不过可以认为，中日两国的文化传统以及两人的人才观与人格特点，与差异的形成有着不可分割的关系。由于徐灵胎与吉益东洞具有十分接近的研究领域和相似的学术思想，将两人作为 18 世纪中日两国医学史比较研究的范例，是比较适合的。

大

家

不要执死方治活人

蒲辅周先生论医妙语

何绍奇

●

编者按：

蒲辅周（1888-1975）是现代杰出的中医临床家，"大师"桂冠，蒲老戴之，可以无愧。

这篇论医妙语，蒲老谈得精彩，绍奇写得传神，浑金朴玉一般。譬如：辨证论治的真谛是"一人一方"；有很多病，只宜调，不宜治；医之病，病在不思，医生所思的，就是辨证论治；用药要丝丝入扣，不多一味无谓的药，不少一味对证的药等。振聋发聩！绍奇说，与蒲老这番谈话，影响了他一生。读者诸君，你读了后，是否也有醍醐灌顶的感觉呢？

●

1968 年，我有幸在北京拜访了同乡前辈蒲辅周先生。那是一个春光明媚的上午，蒲老谈兴颇浓，他一边吸着叶子烟，一边与我论医。其间，有沈仲圭先生、陈鼎棋大夫来过，寒暄几句之外，我们老少两代的谈话没有停止过，并且都忘了窗外如火如荼的世事。蒲老这次的谈话，影响了我一生。香江教余，心境颇静，回想往事，恍然如昨。兹就记忆所及，追写出当年谈话的内容，浑金朴玉，以公同好，是为记。

一、病证论治

伤寒本寒而标热，故治用辛温，汗出热去；温病本热而标寒，故清热必兼透达。

外感病重在辨表里寒热，内伤病重在辨虚实阴阳。

张菊人先生改银翘散为银翘汤，说北方室外天寒地冻，室内却炉火不熄，如此，则寒郁于外，热固于中，银翘散中辛温的荆芥、升提的桔梗皆非其宜，当去之，加黄芩、瓜蒌。蒲老说：此固一说也，但不可视为定例。蒲老用银翘散，治风温初起，无汗畏风者，怕它透达之力不足，还要加葱白呢。葱白辛润，汗而不伤，和麻、桂、羌、防不同，表解热透。蒲老一般不用苦寒药，用白虎汤亦嫌早，常用鲜芦根、鲜竹叶，衄者再加白茅根，此名"三鲜汤"。

沈钧儒先生的公子，感冒发热，午后为甚，倦怠，纳少，口淡，尿少，自服银翘散，药后热不退，反增便溏。外感当分六淫，当辨何邪而区别治之。区区感冒，也不是只分风寒、风热那么简单。此乃阳气不足之体，感受寒湿，湿为阴邪，治当芳香淡溜，间可用刚，凉药伤中阳，湿就更难化了。蒲老用平陈汤合三仁汤，二剂，即汗出，尿畅，热退。

湿温或温邪夹湿，最容易见到湿热郁遏，阳气不能通达。徒清热而热不去，湿留之故也。叶天士说通阳不在温，而在利小便，常用芦根、通草、薏米、茯苓皮、滑石、竹叶。通阳不在温，是因为湿热混在一起，热在湿中，故与杂病不同，不能用温药如桂枝、肉桂、大茴香通阳，小便利，则湿去热孤。利小便的药味淡，所以蒲老把它概括为"淡以通阳"四个字。

表未解未可攻里。即使表已解，热邪入里当清，苦寒药也不要过量，在阳气不足之体，宁可再剂，不用重剂。否则，热中未已，寒中又起，粗工之用药也。不能看"炎"字两个"火"，就攻其一点，不计其余。

辨证论治的真谛是什么？是"一人一方"，病同，其证也同，也未必用同样的方药，还要看体质、时令、地域、强弱、男女而仔细斟酌，不要执死方治活人。

麻黄汤不是发汗峻剂，大青龙才是发汗峻剂。大青龙汤的麻黄是麻黄汤的一倍，石膏用量也不宜过重。药罐子有多大？那么多量怎么煎？有人动辄就用今制"半斤""一斤"。再说，是药总有利弊，不能只看到石膏清热之力，而不怕它伤阳损胃。

热邪与燥屎相合，不得已而有承气之设，仲景先生于此谆谆告诫：一服利，止后服，得下余勿服。一次会诊，一小儿食滞，发热，已经用过许多抗生素无效，不食，腹胀，但鼻准光亮，一医主张用大承气。蒲老说脾虚之质，鼻准光，必自利，不必用下，不妨消导。但他坚持，正在讨论时，护士来报，拉稀便了。

王清任一生苦苦探索医学真谛，其精神可敬。他的活血化瘀方，如血府逐瘀汤，果是气滞血瘀，用之多效。但强调气血，将七情六淫一概抹煞，就未必得当。其方，有有效者，也有不效者，未如所言之神。如说通窍活血汤可治10年、20年紫脸印，用多少服可见效，实际用之无效。

曾见有人久病恶寒，人着单，彼着夹；人着棉，彼衣裘，冬天生着火炉，尤自呼冷，此真阳虚也。可考虑用玉屏风散，加附子、姜、枣，剂量不必太重，阳气复振，营卫和谐，或可见效。

有人三天两头感冒，前人称为数数伤风，可用玉屏风散，营卫不调者合桂枝汤。辛温峻汗，表阳愈伤，病愈不解；苦寒则伤中阳，脾胃一倒，病变蜂起。肾盂肾炎，临床颇常见，因其尿频尿急，蒲老常用五苓散合二妙汤，加大茴香一个，琥珀五分，以解膀胱之困，肉桂只用三五分而不宜多。

二、调养摄生

有很多病，只宜调而不宜治。与其药石杂投，损伤胃气，不如不服药。蒲老自己就有痰饮宿恙，多年来，蒲老一直不服药，中西药一概不服。惟注意调饮食，适寒温而已，虽然衰弱，但又多延了一些岁月。

20世纪60年代初，蒲老在广东从化温泉疗养，有人来访，此人有多种慢性病，终年西药、中药不离口，每次吃一大把药，而日见消瘦，饮食不思，餐后还有腹胀。蒲老说，药石杂投，本已见弱的脾胃如何负担得起？脾胃一倒，就不好办了。蒲老建议他不妨减少用药，他顾虑重重。蒲老让他先减一点试试，果不其然，减一点，各方面的感觉反而好一点。最后他终于甩掉了终年吃药的包袱。

希冀吃药来健康长寿，无异于痴人说梦。治病用药无非是借药性之偏，来纠正机体的阴阳之偏。从古至今，未见有吃药长寿的。

三、辨证之要

《金匮要略》论恶阻，说若有医治逆者，到了第三个月还呕吐不止的，则绝之。楼英说其意是摒绝医药，和之养之，以待胃气来复。古人说"有病不治，常得中医"，就是说，这样仍不失为一个中等水平的医生。要是把医生分作三等，蒲老说自己只能算中等之中。学拳三年，敢打天下；再学三年，寸步难行。孙真人也说过，学医三年，便谓天下无可治之病；行医三年，始信世间无可用之方。罗天益说，医之病，病在不思。医生所思的，就是辨证论治，而非其他。

蒲老坚信唯物论辩证法，不向机械唯物论投降。蒲老也这么教他的学生。学生们总怕蒲老保守，不给他们秘方、验方，蒲老说："我没有什么秘方、验方，我用的都是古人的方，要秘方、验方，去查书嘛！我教你们的是辨证论治。"他们又说："辨证论治，难啊！"蒲老说："孙悟空七十二变，是他掌握了变的方法。不要偷懒，学嘛！没有快捷方式可走的。"

有位广东来的进修生，在门诊跟蒲老抄方。有一天，病人少，她说："蒲老，可不可以让我给你把个脉？"蒲老说："好！"诊毕，她皱着眉头，说："有结代脉。"蒲老说："是结脉？是代脉？"她想了一下，说："是代脉。"蒲老说："你不错呀！能看出来。"她说："三四动止应六七，蒲老你不会出事吧？"蒲老说："那你就过六七天再看。"过了六七天，她再诊蒲老的脉，还是那样。蒲老说："你看，我不是活得好好的吗？痰浊瘀血阻滞心脉也会出现脉结代，未必就'三四动止应六七'。"

不要执死方治活人

眩晕，有虚有实。蒲老会诊过一位梅尼埃患者，先后采用过滋水平肝、息风潜阳、泻肝和胃未愈，脉滑，苔腻。蒲老认为其本属阴虚，标为痰热的辨证不错，用药则须斟酌。既夹痰热，便当清化热痰为主，早用滋腻，会助痰热；清泻肝火，亦非其治。蒲老建议改用温胆汤加味而愈。

子宫脱垂，古称阴挺，多由劳倦气虚不能固摄所致。蒲老常用补中益气汤。补中，健全脾胃；益气，增强功能。每用加鳖头一个，炙酥入煎。

四、用药之巧

有人说，古方中用人参的，就一定要用人参，蒲老却说不一定。他举了一例，仲景生于汉代，那时辽东尚未开发，故白虎加人参汤、理中汤所用人参，皆是党参。四川的泡参，也很好，其色白中带黄，其味甘淡，入脾肺经补气，加之其体疏松，补而不壅，补气而不留邪。若嫌力薄，可以多用点嘛。蒲老在成都治一血崩妇女，以补气摄血为大法，泡参用至四两而效。泡参其价甚廉。

梓潼凤凰山的桔梗、长卿山的柴胡，也都是很好的药。这种柴胡，叫竹叶柴胡，色绿，用茎，北柴胡用根。

三物备急丸是仲景方，其功在攻下冷积而止腹痛。伤于生冷瓜果，积久不化，非一般消导药可效。有人病此，求治于某老，其用药，无非楂曲、平胃之类，服二十剂无效。此病非攻不能去其积，非温不能已其寒。蒲老用三物备急丸的大黄、干姜，不用巴豆，改用刚阿魏而效。巴豆猛峻，不可轻用，即使用，也要注意炮制方法——去油用渣，并严格掌握用量。蒲老有个学生，素来用药谨慎，一次处方开巴豆五分，患者服后即暴吐剧泻不止，所谓"一匕误投，覆水难收"。后经蒲老调治了许久才好。

对某些慢性疾病，蒲老推崇煮散，即把药碾成粗末、混匀，每用五六钱，水一盏，煮七八分钟，去渣，适寒温饮之。一日一二次，不伤胃气，药效易于发挥，犹如轻舟速行也。

便秘勿轻言泻下，如肝失疏泄，用四逆散，气机升降复常，大便自通；脾虚运化不好，蒲老用甘麦大枣汤而效。或有人以为这样的治法神奇，其实不过"伏其所主，而先其所因而已"，何神奇之有！

用药要丝丝入扣，不多一味无谓的药，不少一味对证的药。中药丝丝入扣，不是多而杂，用药杂乱，是初涉临床者的通病。原因一是病机不明，用药不能击中要害；二是急于见功，这样就势必见一症用一药，甚至用几种药，这就成了唐书说的"广络原野"；三是瞻前顾后，用一味热药，怕太热，加一味凉药，用一味泻药，怕有伤，加几味补药。曾有学生治一个气喘病人不效，来找蒲老，还说是不是没有按老师的经验加葱白。蒲老看他的处方，一味热药，一味凉药，下面又是一味热药，一味凉药。蒲老就问他，这是寒喘，还是热喘？他不能回答。这就是病机不明，所以用药杂乱。要是寒证，用凉药岂非雪上加霜？用药杂乱，就像打架一样，你这里一拳头打出去，他那里拉着你的手，那哪儿能打得中？蒲老年轻时用药也杂，后来蒲老读叶天士医案，才发现叶天士的用药真巧。古人说

"博涉知病，多诊识脉，屡用达药"。说到达药，当然还是要向仲景先生学习，他是深知药物利弊的。不识药，对它的利弊拿不准，用一味不行，那就多用几味，这样能不杂乱吗？

（转载自《中国中医药报》2005 年 01 月 03 日）

认真读书、认真实践的一生

回忆先父蒲辅周先生治学经验

蒲志孝（四川省梓潼县医院）

●

编者按：

　　本文最大看点是披露了蒲老生活中许多细节，涵盖读书行医、临床经验、学术观点，以及生活中待人接物、与同道交往等方面，真实展现了一代名医的道德风范、学识修养和成长历程。用心的读者，一定会从中汲取到许多营养。

●

不为良相，便为良医

　　先父于光绪十四年（1888）生于四川梓潼县城西北约五里的西溪沟。弟兄姊妹七人，先父居长。当时全家主要生活来源仅靠祖父行医供给，家境比较贫寒。先父幼时上私塾，就不得不依靠祖母娘家（何家）负担。十五岁时，他开始随祖父学医，三年后而为开业医生。

　　先父早年在行医的同时，颇热心于社会福利事业。当时的梓潼地清民贫，老百姓一旦有了疾病，更是没奈何。于是他在1935年主办了让无钱的病者享受免费医疗的同济施医药社，后来又倡办了平民教养工厂。同济施医药社一直办至新中国成立，平民教养工厂因故中途倒闭。此外，乡里间凡修桥补路诸事他也慷慨解囊，乐于承头，至今犹为人所称道。与他同时代尚存的薛老先生说："蒲老一生乐善好施，兴办慈善事业不少而又不居名位。"

但是，在旧社会里，单靠个人力量是不可能拯救广大人民的。先父曾经有过许多实干计划，如将西溪沟改旱地为水田，变荒山为果园等等，虽经多方努力，仍不得实现。特别是当时征收"烂粮"一事，使他猛醒。所谓"烂粮"即无法征收的公粮，年复一年，数字也就越拖越大。原以为贫苦农民因天灾人祸，无力交纳，结果经他组织人力多方核查，才知大部分皆地主谎报，借以损公肥私，他决心秉公办理。不料此举竟遭士绅群起反对，威胁讹诈，不一而足。先父乃深深感到时政的腐朽黑暗，于是闭门读书，专心治医。1955年春，先父返梓时曾说："早年我慕范文正公，想为社会尽匹夫之力，谁知能行者，仅医学之一道尔！"这就是他当时思想的写照。

勤奋学习　专心治医

早年的清贫生活，促使他奋发学习，而这种刻苦学习的习惯一直到他晚年双目失明为止。他不止一次地对我说过："我在青年时期，只要一有空就看书，行医之暇也抓紧阅读，晚上读书至深夜，几十年都是这样。以前买书哪里有现在这样容易，只好向别人借，如期归还，丝毫不敢失信，失信就难再借了。有一次听说别人有一部《皇汉医学》，书主珍藏，周折再三才借到手，约期一月归还。白天诊病，晚上读书，每晚读到四更。到期虽未读完，亦只好如期归还，而人也瘦得脱形。稍作间隔，又厚颜再借。"

对于好书，在买不到的情况下，他就动手抄录，日积月累，盈箱盈筐。我家中原来保存了不少他早年的抄本，可惜在十年浩劫中，毁去不少，现在十不存一。如侥幸留下的《疫痉疗集》《白喉自治》《验方选编》等，字迹工整、清晰，一丝不苟。每当我看到这些厚厚的抄本，就想到这要付出多少辛勤的劳动啊！

先父七旬以后，仍然是起床洗漱后，喝上几口茶，稍微休息一下就开始看书。上班后只要稍有空闲也是手不释卷。在他八十高龄，身体明显衰老的情况下，只要精神稍好一点，就把书拿上手了。家里除了组织上发的学习资料外，全部都是医书，我从没看见其他书籍。我曾因此问过他，他说："学业贵专，人的精力有限，我的智力也仅中人而已。如果忽而学这，忽而看那，分散精力，终竟一事无成。"是以几十年来，他对琴棋书画这些雅好，从不一顾。平生嗜于医，专于医而精于医。

1968年，师弟何绍奇从北京回来对我说过："蒲伯的学习精神真是感人至深。左眼患白内障，就用右眼看书，眼和书的距离仅一寸左右，不是看书，简直像在'吃书'啊！相比之下，我们太惭愧了！"

熟读、精思——先父的读书方法

先父认为学习中医应以《内经》《难经》《伤寒》《金匮》《温病条辨》《温热经纬》为主。他说："《内经》《难经》是中医理论的基

认真读书、认真实践的一生

础，如果没有好的基础理论，就谈不上学好临床。如果仅读点汤头、药性去治病，那是无根之木。"又说："《伤寒》《温病》是治疗外感热病的专书，一详于寒，一详于热。温病是在伤寒的基础上的发展。《金匮》是治疗内科杂病的专书，其中虽有痉、湿、暍等一些篇章是外感病，但究竟是以内科杂病为主，后世各家皆是在此基础上发展而来的。学《伤寒》《金匮》宜先看原文，勿过早看注释，以免流散无穷。"

先父对《伤寒》《金匮》二书推崇备至。他曾回忆道：在刚开始应诊时，由于家传的缘故，求诊的人较多，有效者，亦有不效者。为此决心停诊，闭门读书三年，把《内》《难》《伤寒》《金匮》《温病条辨》《温热经纬》等熟读、精思，反复揣摩，深有领悟。以后在临床上就比较得心应手。他说："当时有很多人不了解我的心情，认为我闭户停诊是'高其身价'，实际是不懂得经典的价值所在。"

他还认为《温病条辨》实用价值很大，而且是集温热诸家大成的作品，所以应该是中医的必读书。在熟读以上诸书之后，再兼及各家，明其所长，为我所用。既为一家之言，就难免有偏激之处，不足为怪，择其善者而从之即可。

先父常说，读书务必认真，不可走马观花，不然食而不知其味。读书必先看序言、凡例，而后才看内容，这样先掌握了作者著书的意图、安排、历史背景，就容易融会贯通，事半功倍。他特别强调读别人的书时，要有自己的头脑，绝不可看河间只知清火，看东垣则万病皆属脾胃，看丹溪则徒事养阴，看子和唯知攻下，要取各家之长而为己用。河间在急性热病方面确有创见；子和构思奇巧，别出手眼，不过最难学；东垣何尝不用苦寒；丹溪何尝不用温补。总之，自己应有主见，不可人云亦云，务在"善化"而已。

先父非常尊重古人的经验，但也反对泥古不化，照搬照抬。他以《神农本草经》为例说："书中列上品120多种，云多服久服不伤人，轻身延年不老。历代帝王服食丹药者不少，能长寿者究竟几人？谁敢把丹砂、云母、朴硝之类矿物药常服久服？此类金石之品其性最烈，其质最重，毒发为害最烈。即使不中毒，重坠之质亦足以伤人脾胃。这些都是《神农本草经》的糟粕。本草书是愈到后世愈精细、周详。"

先父喜欢在读过的书上加眉批，每次给我的书也加上按语。这些内容，有些东西真是"画龙点睛"。如上海锦章图书局影印的《幼幼集成》，纸色暗，字迹细小，无标点符号，阅读起来相当吃力。先父在每篇都加了标点、厘定错讹，重要的地方，结合他的实践都加了批语。如对《神奇外治法》的批语是"外治九法皆良"，在《治病端本澄源至要口诀》的批语是"举例甚佳"，对《瘰疬证治》的批语是"各方甚妙，可用"。在《医林改错》一书上，他写道："王清任先生苦心医学，究有心得，值得向他学习和尊敬。但仅观察十数具不完整之尸体而确定古人皆非，殊属太过。以绘图立论证之于现代解剖亦有未合，且将七情六淫一概抹煞，只论瘀血气滞未免过于简单化了。全书理论虽个人理想，但亦有可贵之处，所创之方法深得古人之义，有临床参考价值，亦可作研究之参考。所制诸方，余采用多年，有效者，有不效者，未为所言之神也。"这些书评都是值得我们重视的。因为这不仅涉及到对古代某一人物及其著作的评价，而且对于我们以较为正确的态度接受前人的学术思想和临床经验，也有很大的帮助。

认真读书、认真实践的一生

重视基本功，强调实践，严格掌握辨证论治原则

先父认为，辨证论治是中医的特点所在，是前人从实践中总结出来的宝贵经验的结晶。他经常向我和他的学生们强调，要熟练地掌握辨证论治技巧，首先就必须苦练基本功。他认为，从基础理论说，对《内经》的基本内容如天人相应的整体观、五运六气、阴阳五行、脏腑经络、病因病机等等，必须"吃"透；从临床角度说，对四诊、八纲、八法、药物、方剂，必须牢固掌握。在此基础上，再认真学习仲景著作和各家流派之说，由博返约，融会贯通，才能脚踏实地，得心应手。

他同时也强调实践的重要性，反对单纯的为理论而理论。他的学生高辉远大夫曾经深有体会地说，蒲老十分注意引导学生把学到的知识结合到实践中去。他重视学生自己多临床实践。他授徒的方法是，在学生有了一定中医基础后，最初安排跟他抄方，继而由学生预诊，他审方指正。这样学生们既易掌握老师的学术思想和医疗经验，又通过实践进一步验证这些思想和经验。先父认为辨证论治的基本特点，在于因人、因时、因地而异，即针对具体对象和具体情况，相应地做出具体处理。他曾对何绍奇同学说过，要当一个好医生，有一个秘诀，就是"一人一方"。方是死的，人是活的，不能概以死方去治活人。

我保留的 1956 年 9 月 4 日的《健康报》报道：北京地区该年八月，乙型脑炎患者骤然加多，北京地区有人忽视了辨证论治的原则，

生搬硬套石家庄"清热、解毒、养阴"三原则，效果较差，有的不仅高热不退，甚至病势加重，因而束手无策。中医研究院脑炎治疗组（先父在内）在研究了有关情况后，认为用温病治疗原则治乙脑是正确的，石家庄的经验也是很宝贵的。问题在于温病有不同类型，病人体质也不同，气候季节对患者的影响也不同。由于该年立秋前后，雨水较多，天气温热，因而大多数患者偏湿，如果不加辨别，过早地沿用清凉苦寒，就会出现湿遏热伏。正确的方法应该是先用宣解湿热、芳香透窍（如鲜藿香、郁金、佩兰、香薷、川连、荷叶等）。结果效果很显著，不少危重病人转危为安，有的最初连服大剂石膏、犀角、羚羊角而高热不退，改用上述方药后，危急的病势就及时好转了。

先父这样的见解绝非偶然。早在 1945 年，全川大雨，成都家家进水，秋后麻疹流行，患儿发病，每每麻疹隐伏，用一般常法辛凉宣透无效。先父仔细分析了上述情况，改用温化，立见透发，就是一例。病虽不同，治法亦异，但基本精神都是要严格掌握辨证论治的原则，从具体情况出发，灵活地考虑问题，不能因循守旧，对前人经验死搬硬套。

以保"胃气"为施治中心

强调保胃气，是先父学术思想中一个极重要的特色。他认为，在患病之初，体尚壮实，强调祛邪即是保胃气，邪气一除，胃气自能通畅。在他的急性病治案中这一点是相当突出的。如《蒲辅周医案》王姓患儿重症麻疹案，始终用辛凉宣透，剂剂有石膏，而麻毒内陷的石姓小女孩，则始终用辛凉宣透佐以苦寒通降，即充分体现了这一点。先父又主张祛邪用小剂量，如轻舟之速行，尽可能祛邪不伤胃气，这样可杜绝病邪乘虚复入，流连不愈。

对于久病正衰，主张"大积大聚，衰其大半则止"。在疾病调理上尤重食疗，认为药物多系草木金石，其性本偏，使用稍有不当，不伤阳即伤阴，胃气首当其冲，胃气一绝，危殆立致。他曾举仅用茶叶一味，治一热病伤阴的老年患者为例。患者系中医研究院家属，热病后生疮，长期服药，热象稍减，但病人烦躁、失眠、不思食，大便七日未行，进而发生呕吐，吃饭吐饭，喝水吐水，服药吐药。病者系高年之人，病程缠绵日久，子女以为已无生望，抱着姑且一试的的心情询问先父尚可救否。先父询问病情之后，特意询问病者想吃什么，待得知病者仅想喝茶后，即取"龙井"茶二钱，嘱待水煮沸后两分钟放茶叶，煮两沸，即少少与病者饮，他特别强调了"少少"二字。第二天病家惊喜来告："茶刚刚煮好，母亲闻见茶香就索饮，缓缓喝了几口未吐，心中顿觉舒畅，随即腹中咕咕作响，放了两个屁，并解燥粪两枚，当晚即能入睡，早晨醒后知饥索食。看还用什么药？"先父云：久病年高之人，服药太多，胃气大损，今胃气初苏，切不可再投药石，如用药稍有偏差，胃气一绝后果不堪设想。嘱用极稀米粥少少与之，以养胃阴和胃气。如此饮食调养月余，垂危之人竟得康复。先父回忆说："愈后，同道颇以为奇，以为茶叶一味竟能起如许沉疴。其实何奇之有，彼时病者胃气仅存一线，虽有虚热内蕴，不可苦寒通下，否则胃气立竭。故用茶叶之微苦、微甘、微寒，芳香辛开不伤阴，苦降不伤阳，苦兼甘味，可醒胃悦脾。茶后得矢气、解燥粪是脾胃升降枢机已经运转；能入睡，醒后索食即是阴阳调和的明证。而'少少与之'，又是给药的关键。如贪功冒进，势必毁于一旦。"

我曾治一暑温后期，正虚邪恋病人。病者合目则谵语，面垢不仁，发热不退，渴不思饮，自汗呕逆，六脉沉细，病程已半月左右。由于服药太多，患者一闻药味则呕，以致给药十分困难。在先父的食疗思想启发下，用西瓜少少与之，患者竟得在一夜之内热退身和。事后先父来信说："能知此者，可以为医矣。五谷、瓜果、蔬菜，《内经》云为养、为充、为助，其所以最为宜人者，不伤脾胃最为可贵耳。"

他也反对病后过服营养之品。他曾治一乙脑患者，在恢复期由于机械搬用加强营养的原则，牛奶、豆浆日进五餐，以致病者频频反胃、腹泻。先父见其舌苔厚腻秽浊，劝其将饮食逐渐减少为每日三餐，不但反胃、腹泻好转，健康恢复反而加快。

先父多次讲，不要认为药物能治万病，服药过多，不但不能去病，反而打乱自身气血的调和，形成"药病"。他以1959年在广东休养时，给原国家科委某负责同志治病为例。当时病者问先父：近年来每天中、西药不断，但反觉精神萎顿，胃口不好，自汗，到底是什么原因？并求"妙方"。先父详细询问了病情，服药情况，认为是服药过多，反而打乱了自身阴阳的平衡，劝其停药调养。病者谓："天天药不离，尚且不适，如停药恐有他变！"后来在先父反复劝导下开始停半天、一天、两天……停药半月后初觉不适，后来反日见

认真读书、认真实践的一生

好转。愈后，这位同志到处讲："是蒲老把我从药堆中拔出来了。"

先父常说，胃气的存亡是病者生死的关键，而在治疗中能否保住胃气，是衡量一个医生优劣的标准。

知常达变，贵在多思

先父多次强调，做一个医生，必须知常知变。要知常知变，必须把理论弄清楚，胸有成竹，谨守病机，就不致阴阳混淆，表里不分，寒热颠倒，虚实莫辨，临证仓惶。如高血压一病，一般多以清、润、潜、降为大法，很怕用桂、附、参、芪，畏其助阳动风，升高血压。先父曾治一女同志，48 岁，血压 190 ~ 150/120 ~ 100mmHg，头晕、心慌、心前区发闷，体胖而面白，喜睡，身沉腿软，白带多，苔腻，脉沉迟，据此断为阳虚湿盛而用附子汤温阳益气，血压渐次恢复正常。由此可知，高血压病未见得都是阴虚阳亢，亦有阳虚者，这就是个体差异。需要脉证合参，综合分析，有的放矢，始可中的。罗天益说："医之病，病在不思。"先父生前常用这句话告诫我。

先父认为肝炎多由过度劳累、情志失调引起，这与"肝为罢极之本"有关。以脾阳不运为本，湿热则为其标。热重于湿者，其治在胃；湿重于热者，其治在脾。治湿热着重在疏利气机，用苦寒不可过剂，因苦寒易损中阳，中阳伤反使本病加重，出现呕逆、便溏，甚者浮肿。他说："我曾以甘草干姜汤为主，治一小儿肝炎即是这类例子。也有气血两伤用金水六君煎者，亦有用加味甘麦大枣汤者，总要依据病机，不可死守清利一法。"

先父曾治一慢性肝炎患者，服苦寒重剂后，不思饮食，肢软神倦，便溏，谷丙转氨酶300～400单位，麝絮（++），为肝病及脾，脾胃虚寒，用理中汤加吴茱萸、草果，一月而肝功恢复。先父亦曾治一胃溃疡病人，住院二日仍大口吐血不止。询其原因由受寒饮酒致血上溢。用《金匮》侧柏叶汤（柏叶、炮干姜、艾叶、童便）温通胃阳，消瘀止血，收到捷效。若不知其所因，误用寒凉，必致胃阳更伤，危殆立致。又如先父治沈某发热一案，午后身热，身倦纳少，无汗，自服辛凉清解，不惟热不退，反致便溏、尿少、不思食。其脉弦滑，舌质暗而苔稍腻。虽其发病于四月，而时值气候反常，阴雨绵绵，断为寒湿困于中焦，用通阳利湿、芳香化浊，其效甚捷。先父曾经指出，外感六淫皆能化热，治当辨何邪而祛之，不可胶执于季节一端。如"乙脑"本是热证，清热亦是常法，但不可过剂。

临床有服寒凉太早、太过，转为寒中，不得不用参附救逆。老父屡诫：凡用清法，便须考虑胃气，体弱者宁可再剂，不可重剂，否则热病未已，寒证即起，变证百出。

向民间学习，在实践中学习

先父在其《介寿堂随笔》中录有不少民间老医口述方。如治关节痛方，先父注明："此系张东友老友得自民间草药医口述方，遍传亲友，治愈甚众，故录之以作参考。"在他离开梓潼多年后，尚有病者来我处专索此方。

他自创的"二鲜饮"（鲜芦根、鲜竹叶），加鲜茅根、童便名

"三鲜饮"，就是根据梓潼的特点在临床中自创的专治热病肺胃津伤，烧热不退，烦渴，既不可表，亦不可下，唯宜生津退热的良方，而动血者宜"三鲜饮"。先父说："单方、验方之所以能够流传于世，因为有一个'验'字。既然有效亦必有理。我们在临床上就应通过实践加以总结，不要动辄开贵药、补药，因为药无贵贱。这样就能有所进益。"

先父相当重视病人的客观反映，从中积累知识。他曾举一脾胃患者，腹胀，胸闷，不思饮食一个多月，形容消瘦，身倦。治疗多次无效，求他诊治。他套用古人消食导滞药如山楂、谷麦芽、鸡内金合阿魏丸，一剂后，病者未再求诊。一个月后在路上碰见，病人面色红润，形体也较前丰满。病者笑着说："上次您那剂药服后并没有什么效果。别人说伤了什么食物就用什么食物烧焦来吃，可以化积。我是吃海参得病的，因此我买了大海参，烧焦服后泻下黏涎不少，胸膈顿觉宽敞，没再服药就好了。"先父说："此事对我深有教益。病人讲真话可察知我们治疗上的正确与否。如果病者碍于情面，不讲真话，我们则以非为是，必然不能得到提高。伤于某种食物即以某食物炭为引，大约是同气相求之理，几十年中我用此法确有效果。"

我1964年侍诊时曾见他治一消渴患者，男性，口渴引饮，饮而复渴，前后半年，服滋阴清热药如六味地黄、玄麦甘桔等五十余剂无寸效。舌苔黄腻，脉沉弱。先父改用茵陈四逆汤，一剂而渴止大半，三剂而基本痊愈；后用参苓白术散小剂煮服以资巩固。事后先父说："虽舌苔、口渴属热象，但服滋阴清热药五十余剂无寸效，加之脉象沉弱，显见阳衰不能蒸腾水气，若果系阴亏，五十余剂虽不能全好，必须有所进展，前治者虽未见效，都是我的老师，所谓后车之鉴。放胆用茵陈四逆汤是背水一战，既温中又化湿，湿去热必孤。即使热不去，亦可转属阳明，但实者易治，虚者难为也。"

为医者必须重视医德医风

先父不仅毕生勤于医学，精于医学，尤重医德。他谦虚、谨慎、严于律己，宽以待人。对同道、对病人极度负责，不徇情，不逢迎，事败不推卸责任，功成不掠人之美。他的许多言行堪作典范。

早年先父悬壶成都时，梓潼黄某病重，夤夜迎他返梓诊治。其时已先延名医郭代兴先生。郭先生断为阳明腑实，议急下之，而富贵之家畏硝黄如虎狼，不敢服药。先父诊断后，又索郭先生处方，细加推敲，认为药证相符。他说："方药对证，何必犹豫彷徨，如昨日进药，今日病已解大半。如此兴师动众，真是枉费人力。"病家经他解说，将郭先生方煎取半杯，服后半日大便解，尽剂后好转十之八九。事隔多年，先父还经常提及，要注意不要掩人之美，夺人之功。他给我寄《余氏父子经验集》时，信中亦明白指出："奉仙夫子，深明医道，曲尽人情，诚为聪明特达之士，凌养吾先生之誉确非太过。其虚心竹有低头叶，傲骨梅无仰面花，好学近乎智，力行近乎仁，知耻近乎勇等语，与先哲之言何异？诚为医界之楷模。而著书立说不仰权贵鼻息，不求达官贵人笔墨以沽名钓誉，确为世风日下之中流砥柱！其中'病家隐蔽说''尽性篇'尤为可贵，临证若不予此处时时留意，往往劳而无功。"在我刚开始行医之时，他就告诫我，不要贪名，不要图利，生活要俭朴。他以先祖为例说："你爷爷在年龄已六旬时，尚无分寒暑，足蹬芒鞋，出入于山间田野，不辞辛劳地为病者治疗。有时病家无钱，他还要帮助解决药钱。我在成都行医近五十年，未穿过一件料子衣服，医生衣著太奢华，穷苦人往往望而却步。这些家风你应好好继承。"业师陈新三老中医说："我在蒲老面前拜门时，蒲老反复告诫，不管病人有钱无钱都应尽心治疗。事隔几十年了，我一直没有违背他的教诲，这也是一个医生应有的品德。"

先父提倡对病者认真负责，他也痛恨一味逢迎病人的不正医风。他常常批评那些开贵药、蛮补药以惊世骇俗的做法，尤其鄙薄那些为迎合某些病者，把营养物品都开在处方上的医生。他曾经说："有人把排骨都开到处方上去了，病家拿去报账，这搞成什么风气了？以后你们千万注意，不要为迎合某些病者而不择手段！"先父尝谓："读古人书宜严，而对时贤宜宽。"他很推崇张山雷所著《中风斠诠》一书，在该书不少地方批道："至精至当，至理明言……惜乎他目空四海，言之不逊，语之太过，为其美中不足之处。"他又说："张君之'国医无一人悟到此理''此非神而明之，别有会心者万不能悟彻此中真理''一犬吠形，百犬吠声'等等说法未免骄矜太甚。医者宜惜口德，何况十室之邑有忠信，当虚怀若谷才是。"

先父早年在梓潼就兴了会诊磋商之风。梓潼的中医界是伤寒学派占主要地位，涉及温病者尚少，仅有郝氏与薛氏在温病方面颇有心得，先父经常与他们磋商。他认为《伤寒论》讨论的是广义伤寒，已经包括了温病在内。用《伤寒论》的许多方药，也可以治温病，而明清温病学说，是在《伤寒论》治法基础上的发展，从而打破了两个学派互立门户、势同水火的对立态度。业师陈新三老中医曾说："蒲老早年在梓潼就开创了会诊之风，为融合伤寒与温病学派做了不懈的努力，在消除门户之见方面，为我们树立了榜样。"

他在北京工作近20年，医德风范，至今仍为同道赞许。在他誉满全国之时，犹谓："如果把医生分作三等，我只能算中等者。我经常翻阅如《中医杂志》之类医学杂志，发现有些公社医院的中医，业务水平也是相当不错的，基层大有人才！"对于同道中人，如章次公、冉雪峰、秦伯未、岳美中、任应秋、李翰卿等诸先生，他认为他们各有所长，风雨一堂，切磋砥砺，取长补短，其乐何如。岳美中前辈曾手书一律赠我父亲，我爱其文词佳丽带回梓潼，可惜在十年浩劫中被毁之于一炬，我仅能记得其中几句："爱怜真至友兼师，得相追随遂所私。削吾点垩常挥斧，青囊乏术负深期……"后面的可惜已经忘却，可见他们友谊之深。记得我和兄长志忠，都曾要求能在他身边学习，他说："易子而教最好。志忠跟李老（斯炽），你跟陈新三，都不错。李老系四川名手，陈新三有多年临床经验，跟他们同跟我学习一样。"他对于子女从不偏爱。

先父对病人，无论其职位高低，都是一视同仁。他曾批评一见高干来诊，就是人参、鹿茸的做法，认为这不仅浪费国家钱财，而且是害人害己。他说干部、平民都是人，干部之病和常人之病并无二致。有一次他给周总理看病，药费仅几分钱而疗效很好，周总理十分欣赏这类便宜而有效的方药。

1975年4月，先父临终前对我说："我一生行医十分谨慎小心，真所谓如临深渊，如履薄冰。学医首先要认真读书，读书后要认真实践，二者缺一不可。光读书不实践仅知理论，不懂临床；盲目临床，不好好读书是草菅人命。你要牢牢谨记！我的一生就是在读书与实践中度过的。"

先父逝世已经五年多了，回首往事，音容宛在，爰作此文，以为纪念。

（转载自《山东中医学院学报》1981年第8期）

先师蒲辅周的治学精神与医学成就（上篇）

高辉远

●

编者按：

　　高辉远（1922—2002）是蒲辅周的主要学术继承人，追随蒲老17年，整理出版的《蒲辅周医案》《蒲辅周医疗经验集》，被认为是20世纪70年代中医学术领域最有影响的著作。

　　本文和蒲志孝回忆先父的专文，介绍蒲老治学精神和医学成就，展现当代大医风范及其成长之路。而学大医风范，走名医之路，正是推送这两篇好文的初衷。

　　本文较长，分上、中、下三篇。上篇主要看点：

　　（1）蒲老"勤""恒""严""用"的治学实践。

　　（2）蒲老对"治病必求其本"的深化认识。

　　（3）蒲老对中医治病八法提出的运用原则。

●

　　先师蒲辅周（1888—1975），四川梓潼人。从事中医七十余年，是我国现代著名的中医学家和临床家。蒲老先人三世精于医，祖父尤知名。师十五岁时，即承受家学。祖父要求甚笃，告诫医乃仁术，如不下一番苦功，不足以为医。师敬遵严训，发奋读书，自《灵》《素》以下，莫不探幽发微邃密底蕴。结合朝夕侍诊，耳濡目染，尽得家传之秘。后独立应诊于乡，其道大行，深为里县所信赖。因感时事日非，不屑与地方政界同流，遂避居成都，医技愈进，声誉日隆，远近就治者踵趾相接。

新中国成立后，蒲师振兴中医的夙愿得以实现。在周总理的关怀下，1955年奉调中央卫生部中医研究院，开展临床医疗、科研和教学工作。他慨然以发扬中医、培养人才为己志，积极学习中医政策和团结中西医的方针，坚持中西医结合的道路，运用唯物辩证法思想和中医理、法、方、药辨证论治体系，进行广泛的临床研究，对流行性乙型脑炎、腺病毒肺炎、冠心病和肿瘤等疾病做重点观察，总结治疗规律，取得巨大的成绩。他担任中央领导同志和国际友人的保健，也做出重要贡献。并毫无保留地传授自己的学术经验，鼓励学生要青出于蓝而胜于蓝，成为国家有用的医疗科学人才。

他作为杰出的临床家，一生忙于诊务，早期未暇从事著作，后又致力于科研和教学，仅由学生们整理出版了《中医对几种急性传染病的辨证论治》《蒲辅周医案》《蒲辅周医疗经验》等论著。他的严谨治学精神和独具风格的医学成就，深为国内医药界所景仰，是我们学习的典范。现就个人的浅薄认识，做简要介绍如下。

治学谨严　吾辈师表

先师治学的特点，概括起来有如下四点：

首先，注意一个"勤"字。他读书和思考十分刻苦。无论阴晴寒暑，每天早晚他总要学习四五个小时，几十年没有间断过。每当凌晨和夜深的时候，他书桌上的灯总是准时拨亮。他常说：这时读书，一来头脑清爽，效力最高；二来没有干扰，精神聚中。他主张读书要一步一个脚印，扎扎实实，真正读通弄懂，还要认真思考，学会去粗取精，博览兼收。

他一生不耻下问。在梓潼时，慕龚老名，谦恭追随数年不懈，龚老为之感动，临逝前授以内眼病秘方——九子地黄丸。他广泛搜集民间验方，随闻随录。他交往医界名流，虚怀若谷，善以人之长补己之短，从不存门户之见。他常说，学问学问，不但要勤学，而且要好问。只学不问，无以启思；只问不学，无以明理。

其次，坚持一个"恒"字。他认为，中医理论深奥，没有坚韧不拔、锲而不舍的毅力，没有活到老、学到老的恒心，是不易掌握和领会的。他每读一部中医文献，无论是巨著，还是中短篇，始终坚持一丝不苟，从头读起，一字一句，一章一节，竭泽而渔，不使遗漏。即使读第二遍、第三遍时，也不改易这种方法。我追随先师十七年，亲眼看到他系统阅读《内经》《千金》《外台》《证治准绳》《张氏医通》《本草纲目》各一遍，《伤寒论》《金匮要略》《温病条辨》《温热经纬》《寒温条辨》《伤寒指掌》《金匮翼》《医学心悟》等各两遍，这没有持之以恒的顽强意志，是办不到的。他常说，学无止境，每读一遍，皆有新的启发。

其三，要求一个"严"字。他认为，治学严谨与否，不仅是科学态度问题，而且是重要的方法问题。他自己订立了三条：①好读书，必求甚解。见重点则作好笔记，加深记忆，有疑义则反复查证，务求明辨。不作采菊东篱之陶渊明。②谨授课，必有准备。讲原文则主题明确，听之有据；做分析则深入浅出，引人入胜。要学传道解惑的韩昌黎。③慎临证，必不粗疏。问病情则详察体认，明其所因；辨证则胆大心细，伏其所主。效法治医有素之孙思邈。记得一次重证乙型脑炎会诊讨论中，在座同道分析：高热灼手，胸腹痞满，已三日不大便，脉沉数，苔黄腻，可下之。他力排众议，指出虽有痞满而不坚，脉非沉实而两尺滑，苔非老黄而见厚腻，不待下，大便将自行。正当认真剖析，意见渐趋一致时，护士来报，溏粪已下。同座莫不叹服，并称赞他认证之真确，完全由于治医的严谨，分辨细微处，一症一脉从不轻易放过。这种高度负责的作风，值得学习和发扬。

他对学生要求也极严。我曾施治一慢性肾炎患者，肾虚证候比较典型，用六味地黄汤加五味子、菟丝子、枸杞子等。师见后，做了严肃批评：你只会用补法，竟忘了补而勿滞。这使我至今铭记不忘。在先师的直接指导下，我编写了一部《温病述义》。从动手写作前先师即告诫说，任何科学论著都要有继承性，也要有创造性。写温病学说，首先要继承温病学家已有的学术经验和理论体系，此书可名之曰述义或辑义，同时要吸取现代成就和自己的实践体会。先师给我规定了一个基本体例与内容。在编写过程中，我查阅文献，选择素材，综合资料，一边撰稿，一边讨论，一边修改。而每一章节，先师都要亲自审阅，认真指点，损益取舍，细心切磋琢磨。比如论据是否正确，引书是否可靠，辨证是否合理，施治是否切病，文字用语是否通顺扼要，他都一一加以详尽的批改，鼓舞我不怕困难，不惜精力。通过六次修订，三易其稿，使我不但掌握习作的基本技巧，提高了独立的治学能力，也提高了研究能力、思维能力和文字表达能力。这部著作，反映了先师温病学术思想的特点，倾注了他不少心血。

最后，落实一个"用"字。他认为，学以致用，学用结合。如果只学不用，读书虽多，亦不过埋在故纸堆中，纵然发为议论，多是章句之学，作古人的注脚而已。所以他极力倡导学理论，是为了用理论和发展理论。这也是他做学问的精到之处。

理论精湛　成一家言

周总理曾多次说过：蒲老是高明的医生，又懂辩证法。短短两句话，评价何其高！先师之所以高明，主要表现在他既是富有实践经验的临床家，又是懂辩证唯物论观点的中医理论家。他称赞中医药学是东方文化精粹的一部分，有其独特的理论体系。《内经》《伤寒论》等经典医籍，是中医理论体系以辩证法为内核的结晶，必须认真继承和发展。他反对那些认为中医只有经验，没有理论，不珍视祖国文化遗产的错误态度。他还说，《内经》的基本理论是科学的理论，《伤寒论》遵循《内经》的理论指导实践，总结和提高了中医的理论体系。可见他对这两部典籍有深入研究和正确认识，并对其中一些理论问题做了精湛的阐发。

他珍视中医学经典，崇信其理论价值，又从不抱残守缺，故步自封。他对《内经》的解释，不落旧注家的窠臼。例如：对"冬伤于寒，春必病温"和"冬不藏精，春必病温"的看法，摆脱了冬日受了寒邪、至春病温的伏气论点，而从冬不藏精比类悟出，冬失固藏和冬病伤寒之人，其气必虚，则春日邪之所凑，自然容易病温。焉有寒邪伏藏如此之久而不病，由冬历春始发的道理？即使用潜伏期解释也属牵强。对"治病必求其本"的认识，他作了深入发挥，提出处理辨证求本的几个关系：

1. 辨证求本，正确处理局部与整体的关系

　　人是统一的有机体，认识疾病的本质，往往从整体较之从局部认识为准确。任何疾病的局部症状，都与整体密切相连，不能片面地只注意局部而忽视整体。他治疗一例尿闭和一例尿失禁，从局部症状看是不同的，但从整体看均为中气虚弱则是相同的。一属中气不运故尿闭，一属中气不摄故尿失禁，可见症状是现象，中气虚才是本质。故都用补中益气汤加减而取得相同的效果。若只见尿闭则利，不禁则涩，而不求其本，则去经旨愈远。

2. 辨证求本，正确掌握正气与邪气的关系

　　《内经》说："正气存内，邪不可干；邪之所凑，其气必虚。"说明人类疾病发生、发展和转归的过程，是正邪斗争胜负消长的过程。先师提出"无病早防，保持正气；有病去邪，切勿伤正"的观点，其实质就是指导业医者必须注意正气这一根本，掌握扶正以祛邪，祛邪以养正的辩证关系。若只见病不见人，单纯以驱除病邪为务而不顾正气，殊失治病求本的原意。

3. 辨证求本，正确区别内伤与外感不同重点的关系

　　八纲是中医辨证论治的重要纲领。先师则强调外感疾病，重点辨表里寒热。因为一切急性热病，无论温热，还是伤寒，初起邪均在表、在卫，所以解表为第一要义。表寒者散以辛温，表热者透以辛凉。治疗及时，迎刃而解。若已传里，或传阳明，或入气分，则

清气撤热自属正治。慢性内伤疾病，重点辨虚实寒热。一般认为七情内伤杂症多虚，但亦有虚中夹实，实中夹虚，或大虚似实，大实似虚，均应仔细辨别，不可一概作虚证论。同时内伤为病亦有寒热，如阳虚则寒，阴虚则热，与外感为病之寒热判然不同，亦应认真分清，不可一概论治。先师对八纲的运用，从理论上突出区分外感内伤的不同重点，完全符合"治病必求其本"的宗旨，并深得《内经》真谛而加以提高。

先师阐明经旨如是，阐明后世医家理论亦如是，每多创见。

对阳常有余，阴常不足的看法。他说，丹溪创立此论，值得怀疑。阳为气、为火，气果真有余吗？火果真有余吗？那么五脏六腑皆有阴阳，何者为阳有余，何者为阴不足？且阴平阳秘，精神乃治，一有偏胜，则必为病，岂可能阳常有余，阴常不足，而人不为病的？按人体之阳，非火有余，乃其水不足也。这才是王太仆的本意，这个观点直到张介宾才纠正过来。著书立说，教万世人，殊不知立论一错反而害人。但是，丹溪创立一些补阴方剂，如大补阴丸等，则是他的重要贡献。

对八法的发挥。八法是中医的治疗大法，是战胜各种疾病必须掌握的不可移易的准则。但是，以他多年临床体会，逐步认识到汗、吐、下、和、温、清、消、补的具体运用，还需注意分寸，要有一分为二的观点。任何一种方法，当用而用得其法，自然应手取效；若当用不用则为失治，不当用而用则为误治，这尚较易觉察，唯当用而用之不得其法，病情往往不见改善，医家、病家均认为用法无误终不解其何故。观《伤寒论》桂枝汤条下载："温服令一时许，遍身漐漐微似有汗者益佳，不可令如水流漓，病必不除。"寥寥数语，已道出汗法效与不效的机理。因为微似有汗，为用法得当故益佳；如水流漓，为用法不当故病不除。先师由此悟出一个很重要的道理，即矛盾对立统一的法则。他明确提出，善用八法者必须是汗而勿伤，下而勿损，温而勿燥，寒而勿凝，消而勿伐，补而勿滞，和而勿泛，吐而勿缓。这是医学方面的两点论和辩证法。比如说，汗法用于外感疾病，能收到很好的发汗解表作用，但汗之太过，则会发生大汗亡阳的危险；补法用于虚弱病人，有增强体质促进恢复健康的作用，但补之不当，则引起胸腹胀满，甚至衄血、便燥等不良反应。他对补的意义还有进一步的见解，气以通为补，血以和为补，不用补药而达到补之目的。八法之蕴，至此大备。

（转载自《山东中医杂志》1983 年第 1 期）

先师蒲辅周的治学精神与医学成就（中篇）

高辉远

●

编者按：

中篇主要看点：

（1）蒲老治病以《内经》《伤寒》《金匮》为理论基础，辨证论治为准绳，融合各家之长，或活用经方，或经方时方并用，或据病情自拟处方，加减进退有法度。

（2）阐述了伤寒、温病治疗"始异中同终仍异"的独特认识。

（3）强调温病治疗要重视"表与透"和"存津液"。

（4）提炼出诊治妇科病的三条心得。

●

一、精通内科　尤擅温病

先师治内科病，首崇仲景学说，常谓《金匮要略》《伤寒论》二书，理详法备，为方书之祖，临床医疗的准绳。下遵历代各家流派，博采刘河间之寒凉，张子和之攻下，李东垣之温阳，朱丹溪之滋阴，冶众长于一炉，以补仲景所未备，开后学之法门。他毫无偏见，集思广益，撷取精华，抛弃糟粕。大力倡导治疗以辨证论治为主，不必斤斤于经方派、时方派之争。他说，内科是临床医学的基础。古时中医虽有十三科之分，而内科向称为大方脉，包括的范围很广，加之先师所治内科的病例又多为疑难大症，欲获高效不易，但由于他理论精通，学识雄厚，经验丰富，故都能把握病机，得心应手。举例如下：

1. 冠状动脉粥样硬化性心脏病（简称冠心病）

冠心病在他看来，其证心脏功能不足为虚，营卫阻滞作疼为实，但毕竟虚多实少，故治法当以补为主，通为用。自制之益气和血之双和散，临床证实安全有效，是通补兼施治疗本病的良方。不宜胶执于活血化瘀一法，以免蹈虚虚之戒。此种创见，如同犀烛。

例一，张某，男，年逾耳顺。体质素弱，头晕健忘，神怠思睡，胸膺闷胀，心区隐痛，气短懒言，自汗畏风，腿软作疼，不耐坐立，胃纳欠佳，口干欲饮，小便偏少，脉象两寸沉细、两关弦急左甚、两尺沉弱，舌质淡无苔。某医院确诊冠心病，师分析脉证，属心气不足，肾气亦衰，髓海渐虚，虚阳欲越。急用附子汤加减，强心益气，滋肾潜阳：

西洋参、制川附子、云茯神、白芍药、制龟板、山萸肉、枸杞子、炒杜仲、怀牛膝。

阅三诊后，头晕、胸闷隐疼、思睡、自汗等症皆明显减轻或消失，食欲略增，二便正常，脉转弦缓，左关亦不急，舌质正，白苔。原方加女贞子、五味子继续调理，日见功效。

例二，刘某，男，花甲又二。因心肌梗死合并心力衰竭住某医院，经抢救逐渐平稳，出院后一年中三次发作心绞痛。常觉疲倦无力，四肢关节酸痛，心悸隐痛，足浮肿，脉象左沉细，右弦缓，舌质正，苔薄白。师诊为心气不足，兼见风湿。方用参麦散加远志、枣仁以益气养心，佐以天麻、桑枝、松节以祛风胜湿：

北沙参、麦门冬、五味子、炙远志、炒枣仁、生龙骨、明天麻、嫩桑枝、干松节、化橘红、大红枣。

上方服后，患者云疗效很好，遂按此法出入，坚持服用较长时间，而病情日趋进步。

例三，于某，男，年过知非。某医院确诊冠心病，心电图检查：冠状动脉供血不足，陈旧性心肌梗死。自觉症状：四年多来一直胸闷气短，心前区疼痛彻背，向左腋下及臂部放散，每日发作频繁，隔十余天即有类似休克样的发病，兼见头昏头痛，睡眠不佳，时短易醒，易汗出，下肢浮肿，心绞痛重时则胃纳亦差。曾服中药五百余剂，多为瓜蒌薤白半夏汤或炙甘草汤加减，以及西医长期心脏用药，诸症不见改善。诊其脉左关微弦，余均沉细，舌正唇紫，微有薄黄苔。此由营卫不调，心气不足，痰湿阻滞。治宜调营卫，通心气，化痰湿，方以十味温胆汤加减：

西洋参、云茯神、炒枣仁、炙远志、九节菖蒲、法半夏、化橘红、炒枳实、淡竹茹、柏子仁、紫丹参、川芎、大红枣。

二诊：头昏痛减轻，饮食略改善，有少量黄而黏的痰咯出，此痰湿欲化之征；仍睡眠不佳，并见耳鸣，脉左关微弦细数，余脉同前。原方去丹参，加石决明、桑寄生。

三诊：诸症悉减，心前区疼痛亦大减，每日发作次数已不频，未再发生类似休克样的表现。睡眠尚不实，脉象沉细，舌中心有薄黄苔。原方去大枣，加宣木瓜、琥珀粉（冲）。

四诊：一般情况很好，心前区偶有闷痛，脉沉细，舌苔薄白，唇已不紫。属心气已通，营卫渐和，原方略予增损，除感冒外可长服。此后病情遂趋稳定。

先师对冠心病的辨证论治，着眼以心脏功能不足为重点。三例均属心气不足之证，但一见肾虚阳越，一兼风湿痹痛，一有痰湿阻滞，故又根据兼症不同来决定治疗方法。或用经方附子汤，或用时方参麦散和十味温胆汤，加减进退各有法度，不能稍有迷惑。

2. 胃十二指肠溃疡（简称溃疡病）

先师对消化性溃疡的治疗，不单纯侧重在局部病变，而特别着眼于整体病情，往往按仲景"随证治之"的原则，屡获奇效。

例一，段某，男，38岁。素有胃溃疡和胃出血史，大便检查潜血阳性。近因过度劳累，加之公出途遇大雨受凉，饮冷葡萄酒一杯后，突然发生吐血不止，精神十分萎靡，急送某医院救治，诊断胃溃疡大出血。经对症处理两日，大吐血仍不止，恐导致胃穿孔，决定立即施行手术，迟则将失去手术机会，患者家属有顾虑，夜半要求处方止血。师曰：吐血虽已两昼夜，若未穿孔，尚可以服中药止之。询其原因，由劳累、受寒、冷饮致血上溢，未可以凉药止之，宜用《金匮》侧柏叶汤，温通胃阳，消瘀止血：

侧柏叶、炮干姜、艾叶浓煎汁，兑童便频频服之。

次晨吐血渐止，脉象沉细涩，舌质淡无苔。原方加西洋参益气止血、三七和血消瘀，仍如前法。

再次日，止血奏效，神安欲寐，知饥思食，并转矢气，脉两寸微、关尺沉弱，舌质淡无苔，此乃气弱血虚之象，但在大失血之后，脉证相符为吉。治宜温运脾阳，并养荣血，佐以消瘀，改用理中汤，加归、芍补血，佐三七消瘀。

服后微觉头晕耳鸣，脉细数，为虚热上冲所致，于前方加地骨皮、生藕节，浓煎取汁，兑童便继服。

四诊：诸症悉平，脉亦和缓，渐能纳谷，但转矢气而大便不下，继宜益气补血，兼养阴润燥消瘀之品：

白人参、柏子仁、肉苁蓉、火麻仁、全当归、生藕节、清阿胶（烊化）、新会皮、山楂肉，兑童便温服。

服后宿粪下，化验：潜血阴性。嘱停药，以饮食调摄，逐渐恢复健康，溃疡亦愈合，20余年未再发。

例二，吴某，男，42岁。患十二指肠溃疡已13年，秋、冬、春季节之交，易发胃脘疼痛，钡餐照片十二指肠球部有龛影，大便潜血阳性。近来脘腹疼痛，尤以空腹时加重，精神较差，小便黄，脉弦急，舌质红，苔亦黄。此属肝失疏泄，横逆犯胃。用四逆散合左金丸加味以疏肝和胃治之：

北柴胡、白芍药、炒枳实、炙甘草、川黄连、吴茱萸、扣青皮、广木香、高良姜、大红枣。

二诊：脘痛减轻，睡眠仍差，大便不爽，小便稍黄，舌质红，苔转黄腻，脉仍弦数。乃肝胃未和，湿热渐露，改用越鞠加味，调肝胃，利湿热。

炒苍术、制香附、焦栀子、川芎、建神曲、川厚朴、炒枳壳、绵茵陈、广郁金、干石斛、白通草、广木香、鸡内金

三诊：脘腹痛消失，大便潜血阴性，食纳增加，脉缓不弦，舌质不红，苔薄黄微腻。议用散剂缓调以资巩固。

赤石脂、乌贼骨、陈香橼、炙甘草、鸡内金。

共为细末，每服1.5g，日两次，白开水送下。

两例溃疡病的治则，是从病情需要决定的。当胃溃疡大出血时，急应止血，但考虑因为过劳、受寒、饮冷引起，不同于一般血热妄行，故不采用凉血止血的方法，而用温通胃阳，佐以消瘀；继之以理中温养脾阳以统其血。盖脾胃为中州之司，而甘温具固血之用。避免了一次手术，这种无创伤性医疗，给临床有所启示，无怪乎许多急腹症也用中医疗法取得成功。另一例十二指肠溃疡，由于肝胃不调，兼有湿热，故又直接以调肝胃、利湿热之法为治，与前例一温一清，形成对照，各有妙用。尤其值得探索的是，先师在柏叶汤中以童便代马通，童便咸寒之性，不仅能制姜、艾之温燥，而且能止血以化瘀。在吴某调理善后时，用赤石脂、乌贼骨于养胃中巩固收涩止血之功，并促进局部溃疡之修复，做到温而毋燥，止而不瘀，既重视整体，又注意局部。他这种技术娴熟，运用灵活，实臻炉火纯青的高深境地。

《蒲辅周医案》中内科案例，尽皆准此。以《内经》《金匮》为理论基础，渗透历代各家之长，善用经方，又不受经方药味的拘束，往往经方、时方并用，又不失配伍的准绳。他认为临床治病，总是有常有变。一般是治常易，治变难，其实善治常者，亦善治其变。

他所诊疗的病人，变证较多，面对疑难证候，总是细心观察，周密思考，甚至查阅文献，务求至当，故能处变不惊，知难而进，医律愈细，疗效愈高，从而形成有创造性的医疗特色。

先师对于温病的经验是：

（1）摒弃温病学派与伤寒学派的论争

他说，伤寒、温病首见于《内经》，谓热病皆伤寒之类；《难经》则曰伤寒有五，直接把温病系于伤寒之下。《伤寒论》总结汉以前治疗外感病的经验，创立六经辨证的学说，为汉以后所宗，但伤寒、温病并未严格分开；至金元开始提出温病不同于伤寒，明清两代温病学说已正式形成，叶、吴倡卫气营血和三焦辨证，于是伤寒与温病分为两大派，各立门户，各是其是，甚至互相攻讦。先师则极力摒弃此种偏见，主张扬长避短。伤寒学说开温病学说之先河，温病学说补伤寒学说之未备，应当互为充实，并行不悖。

（2）辨清伤寒与温病的同异

前人有始异终同之说，先师则谓始异中同终仍异。伤寒初起，寒邪侵犯太阳其病在表，治法以辛温解表为主；温病初起，温邪首先犯卫，其病亦在表，但治法以辛凉透邪为主。可见二者之始，病因异，病证异，治则亦异，绝对不可混同。若伤寒入里，证属阳明，寒邪化热，治宜白虎、承气；温病顺传，证属气分，热邪益炽，治法自然一致。故二者之中，证治均相同，无须寻求其异。至于伤寒传入三阴，虚寒已见，则宜温宜补；温病热入营血，阴伤津灼，则宜清宜润。故二者之终，又见症治迥异，理应细加区别。

（3）以表与透为第一要义，以存津液为治疗根本

因为伤寒、温病，皆外因为病，邪自外入，自应驱之外出。吴鞠通说的好："伤寒非汗不解……温病亦宜汗解。"唯温病以透达得汗更适宜，不可直接发汗。说明表与透是伤寒、温病的两大法门，是临床的第一要义。前贤还指出：一部《伤寒论》，不外"存津液"三字。先师则推广其意，全部温病学说，"存津液"三字为根本。津液的存亡，关系温病的安危，保存一分津液，即增加一分生机。由于先师理论汇集伤寒、温病学说之所长，辨证分清伤寒、温病之区别，论治注意表与透和存津液之要领，故在温病学术上能有所建树。临床实例，以变证较多。例如：

朱某，男，29岁。某医院确诊：流行性乙型脑炎。发病后曾服大剂辛凉苦寒及犀、羚、牛黄、至宝之品，而高烧持续不退，神识如蒙，时清时昏，目能动，口不能言，胸腹濡满，大便稀溏，口唇干，板齿燥，舌质淡，苔白，脉象寸尺弱，关沉弦，属湿温，分析脉证虚实互见，邪陷中焦之象，与邪入心包不同，用吴鞠通"湿热上焦未清，里虚内陷"的治法，主以人参泻心汤，去枳实加半夏，辛通苦降为法：

白人参、炮干姜、川黄连、枯黄芩、法半夏、白芍药。

服后，尿多利止，胸腹满减，周身得微汗而热退。但此时邪热虽却，元气大伤，而见筋惕肉瞤，肢厥汗清，脉微欲绝，有阳脱之危。急以麦散加附子、龙牡回阳固阴。

台党参、麦门冬、五味子、熟川附子、生龙骨、生牡蛎。

浓煎徐服，不拘时，渐见安睡，肢厥渐回，战栗渐止，神识略

清，汗亦减少，舌、齿转润，阳回阴生，脉搏徐复。后以养阴益胃法缓缓调养而愈。

此例本暑湿为病，因寒凉过甚，由热中变为寒中，邪热被遏，格拒中焦，故取泻心法，辛通苦降，病机一转，邪热顿折而大虚之候尽露，急用回阳固阴之剂，中阳以复，阴赖以存。总观治疗法度，方宗仲景，法取鞠通，伤寒、温病学说共存，经方、时方并用，非先师胆识过人，曷克臻此。

高某，男，7岁，住某医院已三日，诊为流行性乙型脑炎，患儿高烧躁扰，腹满下利，呕恶，予水则拒，爪甲青，面青，日夜不安睡，时而狂叫，亦不食，苔黄少津，唇干，脉象沉数弦急。曾用寒凉重剂及犀、羚、牛黄、至宝等而病势不减，乃热邪内陷阴中，从太阴寒化，厥阴蛔欲动之象。予以椒梅汤去黄芩、法夏：

台党参、川黄连、白芍药、乌梅肉、川花椒、炮干姜、炒枳实。

浓煎温服，一剂热退，睡安躁减。再剂利止，胀消烦除，并下蛔虫一条。续以温脾和胃调治以竟其功。

此亦因服用寒凉太早、太过，已成寒中变证，而苔黄、唇干、脉弦数且急，仍与热中相似，其间仅爪甲青、面青、拒水之差。在疏方时去黄芩、半夏，原因曾服苦寒重坠之剂过多，故减其制，有枳实之苦降，黄连之苦泄，已适中病机。不执成方不变，且椒梅汤系仲景乌梅汤化裁而来，与前例寒中之见症不同，故选方亦异。

梁某，男，28岁，住某医院，诊断为流行性乙型脑炎。病已六日，曾连用清热、解毒、养阴之剂而病势有增无减，体温高达40.3℃，脉象沉数有力，腹满微硬，哕声连续，目赤不闭，无汗，神昏谵语，烦躁不宁，四肢妄动，有欲狂之势，手足微厥，昨日已见下利纯青黑水。此属热邪羁于阳明、热结旁流之证，但未至大实满，且苔秽腻，色不老黄，未可与大承气，乃以小承气汤微和之。服后，哕止便通，汗出厥回，神清热退，改用生津益胃，续清余邪之剂以资恢复。

一般认为乙型脑炎，多属暑温范畴，清热、解毒、养阴，是正治法，何以本例用之无效？盖因患者已见阳明里热，谵语欲狂，身热无汗，目赤肢厥，脉沉数有力，此乃里闭表郁之征，而且热结旁流，非清热、解毒、养阴所能解，必须下之，下之则里通而表自和。若泥于温病忌下之禁，当下不下，里愈结，表愈郁，热炽津伤，造成内闭外脱者有之。先师对用下法极端审慎，但只要病情急需，又毫不犹疑。非独具匠心、处重果断，岂足望其端倪。

先师既精内科，尤擅温病，已散见于《蒲辅周医案》等书中，其不传之秘，完全自勤奋治医得来。以《内经》《伤寒论》的理论为经，以刘河间、叶天士、吴鞠通、王孟英各家学说为纬，并对余师愚、杨栗山等有关瘟疫论著，亦悉得其奥。同时，还重视中西医结合，从西医的学术中吸取营养，促成了他在温病学方面的创造和发展。

二、兼长妇儿　独具特点

先师非止精内科，还兼长妇、儿。对昔贤"宁医十男子，毋医一妇人；宁医十妇人，毋医一小儿"之说，认为不切实际。似乎妇、儿较内科难，其实只有见症的异同，并无本质的区别。由于妇、儿的生理、病理特性，妇科有经、带、胎、产，儿科有麻、痘、惊、疳等证外，其余疾病常与内科同。他不囿于分科的局限，而是综合具体情况进行具体分析，根据辨证论治的理论原则，既有区别，又有同一，形成与内科并行不悖，独具特点的妇、儿医疗经验。他对妇科疾病的诊治，颇多独到之处。积累的心得体会主要有三点：

1. 妇科以调理气血为主

女子二七天癸至，七七天癸绝，乃生理之常。生理失常则月事不以时下，故医家论妇人疾病之治，首重血分，采用寒则温之，热则清之，虚则补之，实则泻之（瘀者行之，滞者通之）等原则，亦治疗的常法。但是，血为气母，气为血帅，气行则血行，气滞则血瘀，气通血和则诸病不起。故治血必须理气。所以，妇科以调理气血为主。

2. 妇女病以舒肝和脾为重要环节

《内经》指出，百病皆生于气。尤其妇女在中年时期，由于各种因素，情志怫逆为多，往往肝气郁结，气郁则血滞，而致月经不调、痛经和经闭等证。《内经》又说，二阳之病发心脾，有不得隐曲，女子不月。这又说明了月经病与脾的关系密切。脾不统血则可引起崩漏，脾湿下困则可导致带下，妊娠脾气不足而食减则胎失所养，产后脾阳不振则影响乳汁分泌等等，莫不与脾有关。故舒肝和脾是治疗妇人病的重要环节。

3. 妇人杂病仍以辨证论治为根本原则

《金匮》论妇人病凡三篇，除妊娠、产后外，则以杂病目之。所谓杂病，即其证情比较错综复杂，有与妇科相联系的，如中风、伤寒而月经适来，热入血室者，可与小柴胡汤和之，亦可以刺期门，随其实而取之；有与妇科无联系而属内科的，如喉间炙脔之梅核气者，可用半夏厚朴汤调之，证夹虚寒而腹中疼者，可用小建中汤温之；有与外科相似的，如阴中蚀疮烂者则以狼牙汤外洗之，等等。诸凡妇人杂病，总离不开辨证论治这一根本原则。

（转载自《山东中医杂志》1983 年第 2 期）

先师蒲辅周的治学精神与医学成就（下篇）

高辉远

编者按：

下篇主要看点：

（1）结合所举验案，领会蒲老诊治妇科病的三条心得。

（2）治小儿病当清则清，当温则温，不应存私念。如3岁女孩腺病毒肺炎一案，用温热药治温热病，耐人寻味。

（3）蒲老处方用药，轻灵纯正，灵活中讲法度，稳妥中寓变化，而且药味少，用量小，价格廉，疗效好，值得揣摩学习。

他的妇科治验，不越这三条心得体会。

徐某，女，29岁。多年来月经愆期，每次经行时间长而量多，有黑色血块；小腹凉痛，脉象沉迟微涩，舌质稍暗，苔薄白。属气血不调，肝郁夹瘀。治宜调理气血为主，佐以疏肝化瘀。

全当归、川芎、官桂、吴茱萸、荆三棱、蓬莪术、制香附、川楝子、延胡索、大茴香。

水煎服，日两次。香附丸每晚睡前白开水送服6g。

阅二月余，月经略有改善，虽仍有小黑血块，小腹已无不适。脉象沉缓不涩，舌正、苔薄白。首次汤方，经期续服。经过后，临睡前服定坤丹9g，化癥回生丹（梧桐子大）1～2丸。又半年后，月经周期较准，量不多，血块很少，经行五天即净，脉沉缓，舌正苔白，继宗前法，再晋一月，以资巩固。

李某，女，38岁。半年来经水零星不断，上半月较多，下半月较少，色紫，时有小块；小腹痛，恶凉喜热，月前于某医院行刮宫术治疗，仍不断流血，血色时紫时红。腰及小腹疼痛，口干喜大量热饮，食纳极差，胃脘堵塞，大便秘，三四日一行，小便正常，心慌，眠差、多恶梦，疲乏无力。曾服中药和蜂王浆等，效不显。脉象两寸尺弱、两关革，舌质淡微暗、无苔。此属经漏，由气血损伤、兼瘀结所致。治宜调补气血，温化瘀结。

炒艾叶、清阿胶（烊化）、全当归、川芎、白芍药、干地黄、川续断、炮干姜、海螵蛸、嫩桂枝、炒白术、柏子仁、茜草。

复诊：前方服三剂，心慌减轻，胃脘胀塞亦轻，食纳见增，阴道流血似多些，有黑色血块，余症同前，脉象、舌苔亦无变化。原方去柏子仁，加杜仲、黑豆继服。

三诊、四诊：仍加减施治，而病情小有进步。

五诊：因劳累阴道流血又稍多，脉寸尺弱、关弦虚，舌淡无苔。因失血过久，冲任不固，小有操劳，血即失御。治宜强肝肾、固冲任：

熟地黄、炒白术、鹿角霜、阿胶珠、炒杜仲、川续断、山萸肉、肉苁蓉、炮干姜。

六诊：加地榆。

七诊：流血已基本止，尚有少量粉色液体，胃纳仍欠佳，偶有心悸，余症均消失，脉寸尺弱、两关沉细。据病程长，流血多，心肝脾俱虚，以人参归脾丸缓缓补益，继服一月，血止经调。

黄某，女，30岁。半年前曾因月经流血过多，施行刮宫术一次，术后淋沥不止，住院治疗两月之久。以后每次经行，仍然大量出血，常致休克，必须至医院进行急救，注射止血针等。月经周期不准，有时为半月一次，有时20多天，来时有鲜红血块，四肢酸痛难移，头痛、头眩、耳鸣、心慌、面色苍白、食欲不振。诊其脉象右微左涩，舌中心裂如镜。由去血过多，气血两亏，而止之过急，络中瘀滞，因而脉证虚实互见。但毕竟虚多实少，虚者当补，实者当消，拟益气养荣为主，消瘀为佐。

鹿角霜、制龟板、红人参、川续断、炒白术、补骨脂、海螵蛸、炒杜仲、龙眼肉。

每晨并服化癥回生丹20丸。

复诊：服后腰痛、腹痛均见减轻，精神亦转佳，因其经前心中紧张喜哭，脉沉迟无力，有脏躁现象，原方参入甘麦大枣汤意。

制龟板、川附子、巴戟天、补骨脂、炙甘草、浮小麦、炒杜仲、炒白术、大红枣。

三诊：因其腰痛一月半未瘥，自腰部至两大腿中部有时酸痛，有时刺痛，改进温补肾阳而强腰脊之法。

黄附片、炒白术、炒杜仲、补骨脂、大熟地、枸杞子、桑寄生、川牛膝、鹿角胶（烊化）。

四诊：症状虽有好转，但尚未见显著进步，总由去血过多，气亦大伤，内不足荣脏腑，外不足濡筋骨而利关节。继宜培气血，强心肾，建中气。

西洋参、炙甘草、广陈皮、炒白术、云茯神、龙眼肉、怀山药、淡苁蓉、制龟板、阳春砂仁，加姜、枣煎。

连服 10 剂，症状大好，全身亦不感太累，又按原方再进，另用参茸卫生丸，每日两丸，分早晚两次开水送下。四十日后，月经来潮五日，血量仅较一般略多，腰腿痛均减大半，并能停止一切西药。给予黄芪建中汤加术、附，早晚另服右归丸。经过两个月后，经行已趋正常，逾月月经过期 16 天未转，青蛙试验阳性，已怀孕矣。

以上三例，不难看出，妇人之病，大要以气血为主。徐案月经愆期，故直接调和气血，佐以化瘀而收效甚速。李案经漏半载，调气、化瘀结后，又继以强肝肾而固冲任，终则心肝脾并调而竟其功。黄案为血崩大证，甚则休克，其气血两亏可知。但止之过急，往往留血成瘀，故第一步以益气补血为主，消瘀为佐；血虚则肝失所养，欲作脏躁，肝苦急，急食甘以缓之，故第二步参入甘麦大枣；气为血帅，血虚则气无所附，故第三步建立中气以统血，则气血调而月事以时下，二五媾精而孕以成。至若虽属月经为病，而病因不同，有从内科角度辨证论治的。如：

何某，女，21 岁，未婚。三年前因寒夜室外大便，感受寒气晕倒，此后每次月经来潮时即发生麻木抽搐，经后始平，腹痛，月经量多有紫血块，曾经各医院治疗两年余，未见显效。诊其脉象弦虚，舌正无苔。乃本体血虚，风冷之气乘虚自子户而入，邪气附着，营卫失和，以致经期抽搐。治宜调和营卫，祛风散寒，方用当归四逆汤加减。

全当归、桂枝尖、吴茱萸、北细辛、生黄芪、白芍药、北防风、川芎、桑寄生，加姜、枣。

下月行经，即无抽搐，但觉麻木未除，仍用前法。经净后，即停汤剂，早晚各服十全大补丸6g。再至下次月经期，麻木亦微，唯腹部仍有不适感，已不似从前疼痛。经期仍服汤剂，经后早服十全大补丸6g，晚服虎骨木瓜丸6g。数月后诸症平，经期亦复正常。此例某医院检查，血中之磷、钙均较正常人减少，自服中药后，不仅症状逐渐消失，且血中磷、钙亦转正常，这里是由病愈而磷、钙自动恢复，可见药物有促进磷、钙增长之作用，是值得探索的。

　　吕某，女，成年，已婚。月经不准已10余年，行经或早或迟，血量亦或多或少，平时小腹重坠作痛，经前半月即痛渐加剧，经行痛止，经后流黄水10余天。结婚十年，从未孕育。近三个月月经未行，按脉沉数，舌苔黄腻，面色不泽。曾用温脾化湿、和血调经法治疗两次，未见疗效，因之仔细询其病因，冬令严寒，适逢经期，又遇大惊恐，黑夜外出，避居风雪野地，致经水突然停止，从此月经不调，或数月一行，血色带黑，常患腰痛、四肢关节痛、白带多等症。据此由内外二因成病，受恐怖而气乱，感严寒而血凝。治法亦宜内调气血，外去风寒。遂予虎骨木瓜丸，早晚各服6g，不数日月经见，而色淡夹块，小腹觉胀，脉象沉迟。汤用：金铃子散，四物去地黄，加桂枝、吴茱萸、藁本、细辛。经净后仍予虎骨木瓜丸，经行时再予金铃子散和四物汤加减。

　　如此更迭使用，经过三个多月的调理，经行而色转正常，量亦较多，改用桂枝汤加味调和营卫。因病情基本好转，一段时间用八珍丸调补。此后或因劳动，或其他因素，仍有痛经症状，治法不离调经和血，平时兼见胃痛、腰痛和腹泻等症，则另用温中化浊、活络等法，随证施治。由于病史较长，症状复杂，经过一年多诊治，逐渐平静，并获妊娠，足月顺产。

本例病程历 12 年之久，经中西医治疗，恒以神经衰弱、气血两虚进行调理，但始终未中病机，卒无成效。先师初诊，亦以温脾化湿、和血调经，不见改善，乃详溯病因，得知由经期突遭大恐，受严寒冰雪侵袭，因而经乱渐停，诸症丛生。《内经》："恐则气下……惊则气乱。"正在经期，气乱血亦乱，兼受严寒，以致血涩气滞。明其所因后，改用内调气血、外祛风寒之法，病情逐渐好转，调理一年，而十二年之沉疴，竟获根除；婚后九年不孕，终得有子。病家传颂先师为妇科大师，回春有术，诚非过誉。

儿科昔称小方脉，又曰哑科。先师则谓儿科应居医学首位，不可目之为小方脉，且婴儿包括儿童不能主诉病苦，或述之不详不确，全赖医者之细心体察，分析病家代诉，方能做到辨证论治精确无误。由于他深明儿科的重要性，加之临床阅历深、见识广、经验丰富，从实践到理论，再从理论到实践，心得良多。

先师特别强调小儿机体特点，本属稚阳稚阴，原非纯阳之体，易虚易实，易寒易热，必须充分运用四诊、八纲的辨证法则，平脉息，察指纹，望面色，审苗窍，听声音，观动作，凡观乎外，可知其内。比如，眉颦多啼者为腹痛，睡卧不安者为胃不和，大便酸臭者多食伤，爱吃泥土者有虫积，坐卧爱冷定生烦热，伸缩就暖知畏风寒。借先贤识病之法，作自己辨证之据。判断宜准，治疗须慎，不可苦寒以伤阳，亦勿温燥以灼阴，这就是稚阳稚阴之体不任攻伐的哲理。千万勿谓体属纯阳，恣用苦寒滋腻，戕其生机。

小儿另一特点，是天真、单纯、活泼，无七情内伤为病，发病主要因素多是六淫外邪或非时疫病之气，加之小儿肌肤娇嫩，腠理不密，卫外之力不强，一般易感风寒咳嗽，尤其对急性、烈性传染病，小儿最易受病。若见小儿精神不振，畏寒发热，就应注意是否属伤寒还是温病，总以透邪解表为第一。若为急性传染病尤应如此。因为小儿经络脏腑之气未充，最易传变，即使神昏谵语，热入心包，亦宜透营转气，清热开窍。治疗随病情之变化而变化，则胸中有主，病无遁形。

小儿肠胃脆弱，加之父母钟爱，饮食自倍，故伤食、伤冷之症居多。尝见骤然发热，而无流涕、咳嗽等候，则宜询问饮食情况，有无嗳腐厌食，以区别是伤食发热，还是外感发热，不可混淆。还有低热不退，食欲不振，日见消瘦，面色萎黄，则为伤食成积。最常见的是小儿开始食欲很好，发育胖白可爱，由于不知节制，肠胃渐伤，吸收功能减退，由消化不良造成营养不良之症。俗云："若要小儿安，三分饥与寒。"这是小儿保健的又一特点。

麻疹是小儿最常见的病证。《幼幼集成》说："麻虽胎毒，多带时行，气候寒温非令，男女传染而成。"治法以宣透为先，使疹毒外出，故有"疹宜发表透为先，形出毒解即无忧"之说。先师治疗麻疹之法，亦以此为准。但对特殊情况，则又不拘守成法。1945年暑季，成都大雨连绵，街巷积水，时至立秋，小儿率皆发热，麻疹隐伏于皮下不出，医用宣透卒不奏效，先师默思良久，恍然大悟，乃暑令多雨，热从湿化，宜按湿温论治，改用通阳利湿之法，俾湿开热越，疹毒豁然而出，虽不宣透亦热退神清而愈。他见用之获效，急告诸同道，试用皆应手。问其故，师曰：此本《内经》"必先岁气，毋伐天和"之旨。麻疹发于暑湿时令，理应如此，其他温病，亦莫不如此。

先师来京后，医望甚高，求治者多疑难大症，尤其是急性病之变症，往往因寒凉太过，造成寒中者不少，他果断地用温法以挽救之，屡建奇效。因而有谓先师为辛温派、经方派，其实是一种错觉。他所以用温法以治急性热病，皆为救逆应变而施。如流行性乙型脑炎属中医暑温、湿温范畴。

患儿张某，女，4岁。发病七日，曾服中药寒凉之剂和西医冬眠疗法、冰降温等。夜半延师会诊，患儿前三日有汗，后四日无汗，测体温仍高在39℃以上，但肤冷、肢凉、呼吸微弱，呈深度昏迷状态，大便近日未解，脉伏，舌正红，苔隐伏。先师云，现正气微弱，病邪内陷，为内闭外脱危象。急宜扶正开闭，温清合用：

西洋参（另煎），牛黄清心丸、苏合香丸各一丸，共磨成汁，分10次服，洋参水送下，一小时服一次，俟病情有转机再议。

复诊：上药服后，胸前及两臂有微汗出，皮肤微回温，四肢仍清冷，呼吸稍好，痰见多，面青黄，眼睑水肿，脉略现。危象减一分，生机即增一分。原法继晋，改为二小时一次，观察体温、血压、脉象和汗出等情况；以后原法改三小时一次，四小时一次，连续十五日，而内闭渐开，白㾦方出。其后或宣痹解毒息风，或通阳利湿通络，或养血舒筋活络，最终佐以大活络丹一丸，共历50天治疗而内闭开、外脱回，正气徐复，病邪日退，神识始清，不仅挽救病儿生命，而且未留任何后遗症。

苏合香丸为辛温开闭之法，尽人皆知。本例因冰伏热邪而成内闭外脱，非温开不足以启其闭，但乙脑本为热病，邪热虽伏，仍需牛黄清心丸凉开之法以助之。相反相成，且借西洋参补益正气之力，何患外脱不固，内闭不开，病气不服！

另有3岁女孩，患腺病毒肺炎，中医属冬温范畴。亦因寒凉过量，肺阳大伤，气弱息微，喘嗽不已，体温尚高而汗冷肢凉，胃阳亦败，大便泄下清水，脉象细微，舌不红，苔薄白。先师诊为寒凉伤阳，肺冷金寒，用甘温之甘草干姜汤，救胃阳以复肺阳。小量频服，犹如旭日临空，阳气渐苏，而泄利止，汗不冷，肢不凉，呼吸匀静，喘嗽有力，脉象渐起，舌质红润，病势转危为安。可见治热不远热，知权达变，又何惧用温热法于温热病之有？

先师之于儿科的辨证论治有鲜明的独创性。他既承续张仲景《伤寒论》的理论体系和治疗法则，又饱读北宋以来儿科学家如钱乙、陈文中、陈复正等人的著作，择善而从，并科学地对待以钱乙、陈文中开始的寒温对立的两大学派。尝谓善用寒凉的则诋毁温热，固属偏见；习用温热的则非议寒凉，亦失全面。他一贯主张吸取各派的优点，当清则清，当温则温，不存私念，运用自如，方为上工。

上述案例，由于病情所需，不得已而用温开启闭，温热复阳，只是他儿科治验的一个方面，其他方面的经验极为丰富，就不一一列举了。

处方用药　轻灵纯正

清代温病学派代表之一叶天士，处方用药以轻灵擅长，已为医林所服膺和称颂。先师效法叶氏，不但擅长轻灵，而且力求纯正。他说：轻灵是"圆机活法、精简扼要、看似平常、恰到好处"之意，纯正是"冲和切当、剔除芜杂、配伍严密、不落肤浅"之谓。当然，这个"轻"，不是十剂中轻可去实和用药剂量轻重的轻；这个"纯"，也不是一意求稳，只用平安药品的纯，而是在处方时于清淡处见神奇，用药上从简练里收效果。是通过他数十年的实践，几经千锤百炼而得来的举重若轻、深思熟虑而达到的炉火纯青。

先师每处一方，不是拿古人成方原封不动去治病，也不是弃古法立奇炫异以制方。他在 40 余岁时自制二鲜饮，即鲜芦根，鲜竹叶。凡外感热病，肺胃津伤，不能达热外出，烧热不退，烦渴，不能再用表剂，亦不可用下法，唯此方生津退热，轻宣透达引邪出来，譬若久旱得甘雨，烦热顿消。如热及血分见鼻衄者，加鲜茅根，酌用童便为引亦佳。此方意仿白虎而法清新。

他临重证恒以轻灵取胜。1956 年会诊一危重乙型脑炎，因呼吸障碍置铁肺内，当时凡用此类人工呼吸器者多难得救。先师细察病情，尚在卫气之间，急用辛凉轻剂之桑菊饮，终于挽回危局。一老前辈见之，折服先师之善用轻灵，屡兴望尘莫及之叹。

先师尝论白虎汤方义，谓此方虽是辛凉重剂，但清凉甘润，凉而不凝，清而能达。作用虽宏，仍不失轻清举气分热邪而出于外。若妄加苦寒，则成为毫无生机之死虎，安望有清气透邪之功。此乃广轻灵之义而大之。他所以教人不要妄加苦寒，亦于轻灵中求纯正，即便加味，也要避免庞杂。辛凉平剂银翘散，他加葱白一味，即复一葱豉汤，透发之力倍加，而纯正之义无损。

其在用药方面，注意分寸，灵活之中有法度，讲求配伍，稳妥之下寓变化。他说，一病有一病之特征，一药有一药之特性，临床之际，首宜辨证，尤要辨药，才能药与证合，丝丝入扣。大凡用药如用兵，贵精不贵多。他用药很简练，通常六七味，少则二三味，至多不越十一二味，反对杂乱无章，甚则相互抵消。

一次，我们同学治一流感，辛凉辛温并投，他批评说：寒邪宜辛温，温邪宜辛凉，今不分寒温，二者同用，则寒者自寒，温者犹温，病焉能解？他处方用量极轻，常谓治病犹轻舟荡桨，着力不多，航运自速。称赞李东垣补中益气汤每味药量不过几分，而转运中焦气机，功效极大。相反，如果用量太大，药过病所，不唯无益，反而有害。张仲景五苓散，亦只以钱匕计。某些药物，如砂、蔻、丁香之类，小量则悦脾化湿，醒胃理气，大量则燥胃伤津而耗气。目前存在一种倾向，用量以大为快，无效则再倍之，而不考虑究竟是用药不当，还是用量不足，倍之仍无效，则归咎病重，而不悟是用药失误。他选药极慎，无太过不及。宗《内经》"有毒无毒，固宜常制。大毒治病，十去其六；常毒治病，十去其七；小毒治病，十去其八；无毒治病，十去其九，无使过之，伤其正也"。认为不仅毒大毒小不可滥用，即苦寒温燥之品亦要有节制。当然，"有故无殒，亦无殒也"。有病则病受之，需用有毒之品时亦不宜一味谨慎，畏惧不用，贻误病机。但一般情况下，中药品种丰富，何患不能选择安全有效而后用之。他强调病愈杂，药愈精，要紧的是抓住重点，击中要害。诸如脱证，阳脱者参附汤，阴脱者参麦散，气脱者独参汤，血脱者当归补血汤，少仅一味，多不过三味。药不在贵，在中病，药之贵贱，不能决定疗效之低高。即使需用贵重药物，亦可找代替之品。《本经逢原》记载：羖羊角与羚羊角性味稍殊，但与羚羊角功效大致相似。他在农村也曾用水牛角代犀牛角，其效亦不低。

另外，一张处方书写，字迹清晰工整，生熟炮炙，不令遗漏；先煎、后下，一一说明，便于药房辨认，病家注意，不出差错，其纯正之风，处处可见。

总之，先师处方用药的特点，轻灵有法而不失之轻泛，纯正无瑕而不流于呆板，智圆行方，灵活简便。待病人，胜亲人，体贴入微；先议病，后议药，一丝不苟。做到轻剂能医重证，小方可治大病，逐步形成药味少、用量小、价格廉、疗效好、讲求实际的医疗风格。

（转载自《山东中医杂志》1983 年第 3 期）

谈蒲辅周运用活血化瘀法的经验

蒲志兰

●

编者按：

气血畅通，百病不生，这种通俗说法，大多数人都会接受。不过，因此就认为，血瘀是病因，活血化瘀是治本，可以治百病，这种观点对不对呢？请看这篇好文。作者是蒲老女儿。对文中蒲老谈的第一点体会，我有同感：长期使用活血化瘀药的确会损耗正气。文章最后小结，概括得好。

●

活血化瘀是中医治则之一，近20年来中西医依靠现代科学技术在这一领域进行了深入的研究，使其理论得到发展，临床应用更加广泛。同时也要注意到认为百病皆瘀，活血化瘀可通治百病的倾向。对此，笔者不敢苟同。现结合临床谈两点粗浅体会。

1. 注重气血关系，消而勿伐

气与血为人体基本物质，一阴一阳相互依存，相互资生。《素问·调经论》曰："五脏之道皆出于经隧以行血气，血气不和，百病乃变化而生……"中医基础理论的核心亦离不开气血。宋·杨仁斋《直指方》更明确指出："气为血帅，气行则血行，气止则血止，气寒则血凝……"这些都明示无论在生理、病理及治疗方面都不可忽视气血的相互依赖关系。

先父蒲辅周在拟定治疗冠心病的双解散一方时曾谈道："冠心病患者虚者多而实者少，或虽表现为实证而其本已虚，临床表现虚实互见，寒热错杂，治疗时应注意调其不平，抑强扶弱，避免破血而伤元气，做到顺气活血而不伤血，消除瘀滞而不伐无辜。"临床上个别医者只依西医检查指标，不知详参舌脉辨证求本，而一味活血化瘀，结果适得其反。

笔者曾遇一冠心病患者，因胸闷心悸，遵医嘱服用丹参片每次6片，每日2次，服药1周后症状未见改善，医生嘱其加大剂量；服用2周后患者心悸加重，口燥咽干、夜不能寐，心电图示S-T段呈缺血性改变。笔者结合其舌象、脉象诊为气阴两虚，用归脾汤加减，益气和血以行瘀。服药2周后患者胸闷心悸大减，复查心电图已基本正常。

天津中医研究所在进行血液流变学的研究时发现，血液的流变性随年龄的增长而发生变化。表现在血液黏度升高，红细胞变形能力降低，易于聚变等，心脑血管病患者血液流变性的变化更为明显。经采用益气活血治疗后不仅症状得到改善，各项检查指标亦有明显改善。

对活血化瘀学说的发展作出很大贡献的清代名医王清任亦认为："治病之要诀在明白气血，气有虚实，血有亏瘀……"补气消瘀是其临床一大特点，他创立的补阳还五汤至今仍显示出良好功效。血瘀有部位的不同，或瘀于上，或滞于下，所以在配伍行气药时要注意药物的归经，根据病变脏腑的差异选用适当的药物。即五脏各有其气，如行肝胆之气用柴胡、香附；砂仁、枳壳行脾胃之气，乌药行脾肾之气，小茴香行膀胱之气。川芎、郁金、降香古人称之为血中气药，既有活血之功，又有行气之效，选用这些药物则更为合理。在应用时要注意阶段性，不要活血化瘀一方到底，尤其在应用药性峻猛的破血药时应中病即止。

2. 活血化瘀应辨寒热

辨寒热者一要辨瘀血的成因，是因于寒邪内犯，或阳气不足血失温煦凝而成瘀，还是邪热入营血，迫血妄行血溢于脉外而致瘀。对于寒凝的要用温经散瘀之法以达到温运通达的目的，对热入营血则必须凉血散血。

二要辨活血化瘀药的寒热温凉。在清热凉血时，可首选丹参、茜草、郁金等苦寒之品；温经化瘀时，则宜用川芎、姜黄、红花、泽兰等辛温之药。熟练掌握药物的四气五味，应用起来才能得心应手，组方更合理而不是一些活血化瘀药物的堆砌。《内经》中很多篇章都提到血受寒凝而病，如《素问·调经论》说："血气者，喜温而恶寒，寒则泣不能流，温则消而去之。"先父在世时曾对我谈到肝硬化的治疗，他说："肝硬化属于中医癥病，治疗时应该消瘀除癥，但古训曰'见肝之病，知肝传脾，当先实脾'，所以用药要从全面考虑，不可苦寒太过损伤生发之气。肝硬化病人多本虚标实，羸弱之躯难胜攻伐，应培土以生木，祛瘀而不伤正。"以理中汤温中疏肝，加鳖甲、桃仁、红花化瘀软坚治愈中晚期肝硬化数例。

笔者在临床治疗脂肪肝及肝硬化病人时师其法而不拘泥于其方。脂肪肝的形成多由饮食不当，饮酒过度，脾胃运化失司，肝失疏泄，

　　| 谈蒲辅周运用活血化瘀法的经验

湿热或痰湿凝聚而成瘀。故用药以健脾利湿为主，佐以养血化瘀。笔者用生黄芪、白术、茯苓健中利湿，姜黄、莪术、当归温通以化瘀，决明子、荷叶清肝胆郁热，使用数年疗效颇佳。

对活血化瘀治则进行深入研究可为更好地验证中医中药疗效提供科学依据，反映了中医学理论的科学性及独特性。有些人只重视一些研究数据，认为瘀血即是病因，只有活血化瘀才是治本，这种认识摒弃了中医辨证求因、审因论治的精髓。活血化瘀只是中医众多治则之一，绝不能以偏赅全，应与其他治则相结合才能获得好的疗效。

（转载自《中医杂志》1998 年 4 月第 39 卷第 4 期）